Autobiographie de Carl Rogers

Lectures plurielles

Savoir et Formation

Collection dirigée par Jacky Beillerot et Michel Gault

A la croisée de l'économique, du social et du culturel, des acquis du passé et des investissements qui engagent l'avenir, la formation s'impose désormais comme passage obligé, tant pour la survie et le développement des sociétés, que pour l'accomplissement des individus.

La formation articule savoir et savoir-faire, elle conjugue l'appropriation des connaissances et des pratiques à des fins professionnelles, sociales, personnelles et l'exploration des thèses et des valeurs qui les sous-tendent, du sens à leur assigner.

La collection *Savoir et Formation* veut contribuer à l'information et à la réflexion sur ces aspects majeurs.

Déjà parus

Claudine BLANCHARD-LAVILLE et Dominique FABLET (coord.), *Ecrire les pratiques professionnelles. Dispositifs d'analyse de pratiques et écriture*, 2003.

Michel FABRE, *Le problème et l'épreuve*, 2003.

Christiane MONTANDON (dir.), *Expérimenter des dispositifs pédagogiques pour apprendre autrement à l'école primaire*, 2003.

P. CARRE & O. CHARBONNIER, *Les apprentissages professionnels informels*, 2003.

Jacques CRINON (dir.), *Le mémoire professionnel des enseignants*, 2003.

Emmanuel JARDIN, *Une école pour la modernité ?*, 2003.

Chantal HUMERT (dir.), *Institutions et organisations de l'action sociale. Crises, changements, innovations*, 2003.

Claudine BLANCHARD-LAVILLE (coord.), *Une séance de cours ordinaire. « Mélanie tiens passe au tableau »*, 2003

Patricia VALLET, *Désir d'emprise et Éthique de la Formation*, 2003.

Claudine BLANCHARD-LAVILLE, Dominique FABLET, *Travail social et analyse des pratiques professionnelles. Dispositifs et pratiques de formation*, 2003.

M.C. BAIETTO, A. BARTHELEMY, L. GADEAU, *Pour une clinique de la relation éducative*, 2003.

Collectif « Savoirs et rapport au savoir »

Autobiographie de Carl Rogers

Lectures plurielles

L'Harmattan
5-7, rue de l'Ecole
Polytechnique
75005 Paris
FRANCE

L'Harmattan Hongrie
Hargita u. 3
1026 Budapest
HONGRIE

L'Harmattan
Via Bava, 37
10214 Torino
ITALIE

ISBN : 2-7475-5663-8
EAN : 9782747556637

Avant-propos

L'ouvrage de Carl R. Rogers intitulé *Autobiographie* a été publié aux États-Unis en 1967, et en France, par les éditions de l'Épi en 1971. L'édition française est depuis longtemps épuisée. Nous avons eu envie de la porter à nouveau à la connaissance des lectrices et des lecteurs, tout en leur proposant en parallèle des analyses qui éclairent le texte de différentes manières mais qui cherchent toutes à comprendre comment s'est constitué le rapport au savoir de son auteur au cours de sa trajectoire personnelle et professionnelle, telle qu'il nous la décrit dans cette autobiographie.

L'année 2002 marque le centième anniversaire de la naissance d'un des plus grands et des plus féconds psychologues cliniciens du XXe siècle, même si cet anniversaire est presque passé inaperçu, sauf de quelques spécialistes. À l'heure où se développent de nombreux travaux d'histoire des sciences sociales et humaines, ce qui témoigne à la fois d'une quête d'identité et d'une certaine maturité, il nous semblait prometteur de retracer l'histoire de la pensée d'une personnalité qui a tant marqué les débats consacrés à l'éducation, à la formation et à la pédagogie, y compris en France, durant plusieurs dizaines d'années.

Les auteurs de l'ouvrage appartiennent tous à une même équipe de recherche de sciences de l'éducation de l'université Paris X Nanterre. Cette équipe, qui a une longue habitude de vie en groupe, a décidé l'an dernier de travailler sur un même « objet » afin de confronter les approches et les références théoriques de chacun et de chacune. Le choix de prendre pour objet commun d'investigation une autobiographie s'est fait de lui-même, compte tenu des travaux antérieurs de plusieurs d'entre nous dans cette équipe. L'idée de Rogers a été facilement acceptée par tous les membres de l'équipe. Nous avons tenu plusieurs réunions pour partager les avancées du travail et ensuite pour commenter les versions successives des analyses proposées par chacun/e. Remarquons que les différents textes n'ont pas été écrits exactement en parallèle. Certains auteurs ont été plus rapides que d'autres, les plus lents ayant alors le bénéfice de la lecture des premiers textes et la difficulté d'en devoir tenir compte. Ainsi, si chaque auteur est responsable de son chapitre, pour autant il a bénéficié des réflexions collectives.

Le résultat de cette aventure que nous présentons aux lectrices et lecteurs a bien entendu de grandes limites : il ne s'agit pas d'un travail de synthèse sur l'œuvre de Rogers et encore moins d'une mise en perspective des travaux, très nombreux, consacrés à son œuvre dont l'un des plus récents est le bel ouvrage signé par André de Peretti chez Erès en 1997 et intitulé *Présence de Carl Rogers*.

En revanche, nul doute que le travail entrepris constitue un hommage rendu à une personne redécouverte par la plupart d'entre nous après les lectures de la décennie 70, et dont nous pouvons repérer que les enseignements font partie de notre culture professionnelle, d'enseignant, de formateur et de chercheur. Ce n'est pas pour autant la seule révérence qui nous a incités à rééditer ce court volume. Il est devenu évident que nous avions tenté un essai de compréhension d'un « cas », d'une histoire singulière, d'un parcours réussi de vie et de création, et de la lente construction, du long apprentissage, d'un penser par soi-même, caractéristique que revendique si fortement Rogers. Un cas, scruté avec nos loupes, de ce que nous appelons dans notre équipe, *le rapport au savoir du sujet.* Nous avons donc mis en œuvre nos interprétations habituelles, cliniques et cognitives plutôt que sociales (mais que connaissons-nous du Middle West du début du XXe siècle ?), et si certains épisodes de la vie de Rogers tels qu'il nous les rapporte, ont retenu davantage notre attention que d'autres, c'est peut-être que leur écho rencontre aujourd'hui encore nos propres rapports au savoir.

Collectif « Savoirs et rapport au savoir »
Centre de Recherche Éducation et Formation (CREF)
Université Paris X Nanterre

Carl R. Rogers

Autobiographie[1]

Traduit de l'anglais par
Jacques Hochmann et Catherine Dubernard

de Carl R. Rogers, publié dans A History of Psychology in Autobiography édité par Appleton-Century-Crofts, division of Meredith Publishing Company (1967)

Paru chez Epi Editeurs, Paris, 1971

---

[1] Le texte qui suit est la reproduction de l'édition de 1971. La pagination d'origine a été conservée selon le souhait du collectif « Savoirs et rapport au savoir ». Le sommaire de l'*Autobiographie* a été reporté à la fin du présent ouvrage et inséré dans la table des matières générale.

I. « Qui suis-je »

Écrire son autobiographie c'est, à mon avis, chercher à se décrire comme on se perçoit et tenter de mettre en évidence, directement ou indirectement, les facteurs et les forces qui contribuèrent à la formation de sa personnalité et à son orientation vers une profession. Aussi, faut-il peut-être répondre avant tout à la question : « Qui suis-je ? ». Quelle est donc cette personne dont nous allons explorer l'histoire ?

Je suis un psychologue ; un psychologue clinicien, à mon avis, un psychologue humaniste sans aucun doute ; un psychothérapeute profondément intéressé par la dynamique du changement dans la personnalité ; un chercheur, étudiant ces changements au mieux de ses possibilités ; dans une certaine mesure un philosophe, en particulier dans le domaine de la philosophie des sciences ou dans celui de la philosophie et de la psychologie des valeurs humaines. En tant qu'homme, je me perçois comme essentiellement optimiste dans ma manière de considérer la vie ; une sorte de solitaire dans mes activités professionnelles ; plutôt timide dans mes relations quotidiennes mais aimant l'intimité avec autrui ; capable d'une profonde sensibilité dans mes rapports avec les autres encore qu'échouant parfois à les comprendre. Médiocrement doué pour juger objectivement les gens (que je tends à surestimer), j'ai un talent particulier pour rendre autrui psychologiquement libre. Je suis capable de faire preuve d'une détermination acharnée quand il s'agit de terminer un travail ou de gagner une bataille. Je tiens beaucoup à avoir de l'influence sur les autres mais j'ai très peu envie d'exercer sur eux une quelconque autorité ou un quelconque pouvoir.

C'est ainsi, entre autres, que je me décrirais. Il y a, j'en suis sûr, des gens qui me perçoivent de manière très différente. Quant à dire comment je suis devenu ce que je suis, c'est beaucoup plus incertain. Je crois que les souvenirs qu'un individu garde sur son propre développement sont souvent tout à fait inadéquats. Aussi m'efforcerai-je de fournir au lecteur suffisamment de données actuelles pour qu'il en tire ses propres conclusions. Une partie de ces données est représentée par les sentiments que je me souviens avoir éprouvés ou les attitudes que j'ai pu prendre en différentes périodes de ma vie ou à l'occasion d'événements variés. Je n'hésiterai pas à tirer mes propres conclusions de ces données, laissant au lecteur le soin de comparer nos deux points de vue[2].

---

2 *(N.d.e.)* - Pour une présentation d'ensemble de Carl R. Rogers, de son oeuvre et du contexte culturel et personnel qui l'entoure, voir : Miguel de la Puente, *Carl R. Rogers : de la psychothérapie à l'enseignement,* Epi, Paris, 1970.

II. Mon enfance

La clinique m'a appris que l'individu se révèle lui-même essentiellement dans son présent et qu'une histoire vraie de sa psychogenèse est impossible. Je cèderai néanmoins à la tradition et tenterai de donner les souvenirs que je garde de mon passé en les raccrochant à tous les faits objectifs que je peux trouver.

Mes parents

Je suis né le 8 janvier 1902 à Oak Park, dans la banlieue de Chicago. J'étais le quatrième de six enfants, cinq garçons et une fille. Mes parents, eux-mêmes élevés à la campagne, étaient des gens à l'esprit pratique qui gardaient leurs deux pieds sur terre. À une époque où l'enseignement supérieur n'était pas aussi généralisé qu'aujourd'hui, mon père avait passé un diplôme d'ingénieur et même suivi un enseignement de licence à l'Université du Wisconsin. Ma mère avait également suivi des cours à l'Université pendant deux ans. Malgré cela, tous deux étaient plutôt anti-intellectuels, avec ce mépris des gens pratiques à l'égard du penseur chevelu. Tous deux travaillaient très dur et surtout croyaient fortement à la vertu du travail. Il n'y avait rien pour eux qui ne puisse s'arranger en travaillant. Ma mère était très croyante et son point de vue devait devenir de plus en plus rigide avec l'âge. Elle avait coutume de citer, dans les prières familiales, deux sentences bibliques qui se sont gravées dans ma mémoire et donnent une idée de sa religion. C'était : « Sortez du reste des nations et soyez séparés » ; « toute notre rectitude n'est que haillons souillés devant Toi, Seigneur ».

La première sentence exprimait sa conviction de notre supériorité d' « élus » qui ne devaient jamais se mélanger avec d'autres moins favorisés ; la seconde sa conviction de notre infériorité d'êtres indiciblement pécheurs quels que fussent nos efforts. Mon père tenait aussi beaucoup aux prières familiales, à la fréquentation de l'église, etc., mais y mettait moins de sentiment. C'étaient, tous deux, des parents aimants et dévoués consacrant une grande partie de leur temps et de leur énergie à créer une vie familiale qui maintiendrait les enfants dans le droit chemin. Ils étaient passés maîtres dans l'art d'un contrôle subtil et aimant. Je ne me rappelle pas avoir jamais reçu un ordre direct à propos de quelque chose d'important. Et cependant telle était l'unité de notre famille qu'il était implicitement entendu que nous ne devions ni danser, ni jouer aux cartes, ni aller au cinéma, ni fumer, ni boire, ni faire montre d'une quelconque préoccupation sexuelle.
Pour une raison mystérieuse, jurer n'était pas aussi tabou, peut-être parce que père avait coutume, à l'occasion, de

décharger sa colère de cette manière.

Mon père avait fondé sa propre entreprise de travaux publics en association avec un homme plus âgé. À force de travail - et sans doute aussi par chance - l'affaire devait prospérer et lorsque je naquis les années de vaches maigres étaient passées, et nous étions devenus une famille aisée appartenant à la couche supérieure de la classe moyenne. Notre demeure était dans la tradition du bon vieux temps de la vie familiale avec de temps à autre d'agréables réunions de jeunes (les amis de mon frère aîné). On y maniait volontiers l'humour non sans une certaine méchanceté. Nous nous taquinions sans pitié et il me fallut atteindre l'âge adulte pour découvrir que ces taquineries n'étaient pas un condiment indispensable des relations humaines.

Mes frères et ma première école

Je présume que ce furent mes frères qui m'apprirent à lire. Quoi qu'il en soit, je savais lire bien avant d'aller à l'école et lisais déjà de lourds volumes d'histoires bibliques lorsque j'entrai pour la première fois en classe, à sept ans. Avisé de cela, le principal me conduisit dans les classes supérieures pour un bref examen. Je pus lire aussi bien les livres du cours élémentaire que ceux des deux cours moyens. On ne fit pas grand cas, ni à la maison, ni à l'école, de cette performance, inhabituelle, je m'en rends compte à présent. On me plaça au cours élémentaire, à ma grande satisfaction, car j'avais été effrayé par le visage sévère de l'instituteur du cours préparatoire. Je me mis bientôt à adorer Mademoiselle Littler, mon institutrice.

Ceci se reproduisit en sixième, où Mademoiselle Kuntz m'inspirait une telle dévotion que je restais après l'école pour lui rendre de menus services dans la salle de classe. Ce défi lancé à la face de la famille, pour qui les enfants devaient rentrer immédiatement à la maison dès la fin des cours, fut peut-être ma première petite manifestation d'indépendance. J'étais un gamin rêveur pendant toutes ces années d'école primaire, si perdu dans mes rêveries, la plupart du temps, que ma distraction devint légendaire. On me taquinait beaucoup à ce propos et on m'appelait le Professeur Nimbus. Je me plongeais dans les livres, des histoires d'indiens ou de la vie des pionniers, quand ils étaient à portée de ma main - mais tout blé était bon pour mon moulin. Quand je ne trouvais rien d'autre, je lisais l'encyclopédie ou le dictionnaire. Je me rappelle encore certains essais pour obtenir une information sexuelle de cette manière, aboutissant toujours à une impasse au moment crucial.

Ces lectures me rendaient coupable, bien souvent. Lire était échapper à ma part de travail ménager ou oublier, délicieusement, tout ce qu'on m'avait dit de faire. Avoir son nez dans un livre, sauf peut-être le soir, n'était ni bien, ni pratique, ni du travail sérieux. (Des années plus tard, devenu professeur de faculté, il m'arrivait de me sentir vaguement coupable parce que j'étais assis, en train de lire un livre, *le matin).*

Je trouvais que mes parents faisaient plus attention au frère qui me précédait qu'à moi. Ce sentiment dut être assez fort, puisque je me rappelle avoir construit une théorie, selon laquelle j'étais un enfant adoptif. (Ce n'est que des années plus tard que je découvris la banalité de ce fantasme). Comme on aurait pu s'y attendre, il y avait beaucoup de rivalité et d'hostilité entre ce frère, mon aîné de trois ans, et moi. Nous n'en étions pas moins des camarades qui allions à l'école ensemble et partagions bon nombre d'activités. Celui dont j'étais le plus proche dans la famille était mon frère cadet Walter. Lui et John, mon plus jeune frère, avaient deux ans de différence entre eux et respectivement cinq et sept ans de moins que moi. Malgré cette différence d'âge nous formions un solide trio. J'avais vis-à-vis de mon frère aîné, Lester, un véritable culte du héros, bien que la différence d'âge entre nous fut trop grande pour que nous puissions passer beaucoup de temps ensemble. Je me souviens de mon orgueil quand le journal mentionna qu'il avait obtenu le score le plus élevé, au bon vieux test d'intelligence de l'Armée, à Camp Grant, pendant la première guerre mondiale.

Je ne fréquentais pratiquement personne en dehors de la famille, mais je ne me rappelle pas que cela m'ait gêné en quoi que ce soit. Notre vie familiale me suffisait. Je me souviens juste d'une bataille à coups de poing à l'école primaire. J'étais mort de peur mais fis de mon mieux et terminai à peu près match nul.

Je me souviens d'un événement qui semble indiquer que mes parents se faisaient du souci en me voyant aussi rêveur, renfermé et dépourvu d'esprit pratique. Vers mes douze ans, alors que j'étais en quatrième, mon père se proposa de m'emmener en voyage d'affaire avec lui pendant deux ou trois semaines dans le Sud et dans l'Est. J'obtins la permission de quitter l'école sous la condition de présenter au retour un compte rendu écrit de mon voyage. Père et moi nous visitâmes la Nouvelle-Orléans, Norfolk en Virginie et New York, passant une grande partie de notre temps sur les chantiers. Je m'amusai bien mais ne tombai pas pour autant amoureux du métier d'ingénieur. C'est seulement en repensant à ce voyage que je réalise son caractère extraordinaire. Je ne me rappelle pas qu'aucun de mes frères ait été emmené de même en voyage. Je crois deviner aujourd'hui que ce fut là une tentative pour m'intéresser à la vraie vie et me détourner de mes rêves, pour me faire prendre conscience du fait que le monde où nous vivions était un monde de travail et que je ferais bien de songer à mon futur métier. Je ne suis pas sûr du tout que ce voyage eut les résultats escomptés, j'en garde toutefois le souvenir d'une expérience enrichissante. Je revins enthousiasmé par les chants des dockers nègres de la Nouvelle-Orléans et avec une passion, acquise à Norfolk, pour les huîtres crues.

Douze ans, et la campagne

Quand j'eus douze ans, mes parents achetèrent une grande ferme à quelque trente miles à l'ouest de Chicago et après que nous y eûmes d'abord passé les fins de semaines et les vacances d'été, ils finirent par y faire construire une maison et nous nous fixâmes à la campagne. Cela pour plusieurs raisons. Mon père aimait l'agriculture et se fit un passe-temps de diriger la ferme selon les méthodes les plus scientifiques. Ma mère, elle, aimait le jardinage et tenait peu aux relations de voisinage. Néanmoins, leur principale raison était leur inquiétude devant les tentations et les maléfices de la vie citadine ou banlieusarde pour six enfants grandissants, échelonnés de six à vingt ans et leur souhait de mettre leur famille à l'abri de ces menaces. Quand nous déménageâmes à la campagne, j'en fus enchanté. Jouer dans les bois (que j'appelais la « forêt »), apprendre à connaître les oiseaux et les animaux, c'était vivre mes histoires de pionniers. Qu'ils sont nombreux les Indiens que j'ai attaqués à l'improviste en rampant dans ces sous-bois. N'étaient-ils qu'imaginaires ? Mes frères et moi nous nous amusâmes beaucoup dans ce nouvel endroit.

J'ai deux souvenirs, le premier très vif, d'événements survenus avant ma quinzième année qui m'orientèrent vers la Science. Afin de replacer le premier dans son contexte, il faut dire que Gene Stratton-Porter publiait alors ses livres dans lesquels la nature et particulièrement les gros papillons de nuit jouent un rôle important. J'avais bien sûr lu tous ces livres. Aussi le terrain était-il préparé lorsque je découvris, dans les bois, à côté de la maison, sur l'écorce sombre et crevassée d'un chêne noir, deux magnifiques papillons de nuit, à peine sortis de leur cocon. Ces merveilleuses créatures vert pâle, aussi grandes qu'un petit oiseau, avec de longues ailes en queue d'aronde tachetées de pourpre, auraient intrigué tout un chacun. Elles me fascinèrent. J'entrepris mon premier projet de recherche indépendant, comme on dirait de nos jours. Je me procurai des livres sur les papillons. Je trouvai et élevai des chenilles. Je fis éclore les oeufs et suivis les chenilles à travers toute leur série de mutations depuis leur cocon jusqu'au bout du cycle annuel et à nouveau elles en sortirent papillon, polyphemus, cecropia, prometheus ou l'une des douzaines d'autres espèces que j'appris à connaître. J'accrochai même un papillon femelle sur le toit pour attirer les mâles (une expérience très réussie) et m'affairai continuellement à ramasser les feuilles spéciales dont mes chenilles avaient besoin. Dans mon domaine très limité et très spécialisé, je devins une sorte de biologiste.

L'autre souvenir, moins central, se rapporte à l'agriculture scientifique. Mon père tenait à diriger sa ferme de la manière la plus moderne et fit venir des agronomes de l'Université pour former son intendant, le responsable des troupeaux et les autres. Il acheta aussi nombre de livres, du dernier cri, sur l'agriculture. Je me rappelle avoir lu ces livres en particulier le volume touffu de Morrison sur les aliments et la nourriture du bétail.

Les descriptions de toutes les expériences scientifiques sur la nourriture, sur la production du lait et des oeufs, sur l'utilisation des différents engrais, des différentes variétés de semence, de terrain etc., me donnèrent un goût profond pour les éléments essentiels de la science. La construction d'un modèle expérimental adapté, le principe des groupes de contrôle, le contrôle de toutes les variables sauf une, l'analyse statistique des résultats, tous ces concepts, je les absorbais sans m'en rendre compte, entre treize et seize ans, en lisant.

Études et travail

J'eus une vie scolaire mouvementée. Je passai successivement dans trois établissements du second degré et à chaque fois devais faire le trajet de notre maison de campagne à l'école en voiture à cheval, en train, en auto ou en combinant ces trois moyens de transport. Je devais rentrer à la maison tout de suite après l'école afin d'y faire mes devoirs et d'aider au ménage. Aussi ne me fis-je d'amitié durable dans aucune de ces écoles. J'étais un bon élève et travaillais sans difficulté. Je ne me rappelle pas avoir eu des difficultés à m'entendre avec les autres élèves. Simplement je ne les connaissais que de manière superficielle et me sentais différent et seul. Mais je trouvais une compensation dans le fait que j'étais alors souvent avec mon frère et qu'il y avait toujours la famille à la maison. Je menais de front, matin et soir, travail ménager et travail scolaire et par travail ménager je n'entends pas un travail léger. Je me levais à cinq heures ou même plus tôt et devais traire, le matin comme le soir, une douzaine de vaches, tout en allant à l'école. Je me souviens particulièrement de cela parce que la traite, à l'évidence, était au-dessus de mes forces et que mes bras et mes mains étaient continuellement « endormis » pendant toute la journée. Je ne parvenais jamais à me débarrasser complètement de ces picotements. Je me rappelle m'être aussi à un moment occupé de tous les cochons de la ferme. Pendant les mois d'été je labourais toute la journée, habituellement un champ de maïs plein d'herbes folles, à l'autre bout de la ferme. C'était une leçon d'indépendance que d'être mon maître ; loin de tous les autres. Quand il fallait réparer ou régler la charrue, quand j'avais des difficultés avec l'attelage à cause du terrain ou des conditions météorologiques, je devais prendre les décisions nécessaires et agir seul de manière appropriée. Peu de jeunes aujourd'hui ont l'expérience de ce genre de responsabilité.

À l'école, l'anglais et la science étaient mon fort. J'avais des « Très Bien » à presque tous mes cours. Je me souviens surtout de mademoiselle Graham, une vieille fille professeur d'anglais à l'école secondaire de Naperville. Tout en étant stricte sur la discipline, et peu encline à sourire, elle s'intéressait très sérieusement à son travail. J'eus comme l'impression qu'elle pourrait comprendre ce que j'écrirais pour les dissertations anglaises, aussi écrivisje autant des comptes rendus personnels que des textes déchaînés sur Shakespeare « auteur surfait ».

Je n'eus jamais de véritable flirt au lycée. La première année, je fus élu président de la classe, sans doute parce que j'avais de bonnes notes et n'appartenais à aucun des clans. La seule manifestation sociale de cette année fut un dîner où il était absolument nécessaire d'inviter une fille. Je me rappelle quelle fut mon angoisse quand il fallut inviter une gamine aux cheveux châtains que j'admirais de loin. Heureusement pour moi, elle accepta. Je me demande ce que j'aurais fait si elle avait refusé.

Un des étés de cette période en dit long sur moi et sur mon éducation. C'était entre la fin de l'école secondaire et mes débuts à l'Université. J'avais dix-sept ans. Travailler pendant les vacances faisait naturellement partie des traditions familiales. Mon père, cette fois, m'organisa un travail dans le Nord-Ouest, dans un commerce de bois à succursales multiples qui appartenait à trois de mes oncles. J'étais très content de pouvoir aller seul passer l'été dans une petite ville du Nord-Dakota. On m'avait donné cinquante dollars en cadeau de fin d'études secondaires et je les dépensai à m'acheter de ces petits livres reliés cuir, magnifiquement imprimés, qui faisaient fureur à l'époque. J'emportai mes livres avec moi et m'installai dans une chambre isolée dans un dépôt de bois où je vécus et dormis. Je travaillais dur de huit heures du matin à cinq heures de l'après-midi, chargeant et déchargeant le bois, remplissant les commandes des clients, remuant le charbon à la pelle, déchargeant les briques, etc. Je mangeais dans une pension de famille et ne me rappelle pas d'autres contacts qu'une conversation superficielle avec les gens de cette pension. Mes relations avec le brave patron du dépôt étaient du même type. Nous travaillions ensemble et il se montrait correct et amical. Il m'invita deux fois chez lui pendant l'été. À part ces invitations, je ne me rappelle aucune autre fréquentation. Cependant je ne me sentais pas trop seul car je passais de longues soirées avec des livres neufs. Pendant cette période je lus Carlyle, Victor Hugo, Dickens, Ruskin, R.L. Stevenson, Emerson, Scott, Poe et bien d'autres. J'y trouvais un stimulant. Je me rends compte que je vivais dans mon monde à moi, fait de tous ces livres.

III. Premières années à l'université

À un moment, à l'école secondaire, j'avais décidé de devenir agronome. Je m'inscrivis donc à l'Université du Wisconsin en 1919. C'était l'endroit approprié à cause de sa très bonne école d'agronomie. En fait il faut chercher ailleurs les vraies raisons pour m'inscrire à Wisconsin.

Il était simplement entendu que tous les membres de la famille iraient à l'Université du Wisconsin puisque mes parents, mes deux frères aînés et ma soeur avaient tous fait là leurs études. Je pris une chambre avec mon frère Ross à la Cité de l'YMCA[3].

Obéissant à mes sentiments religieux, imprégné des traditions religieuses familiales, je devins membre d'un groupe YMCA composé d'étudiants en agronomie. Le professeur George Humphrey dirigeait ce groupe. Je le considérais comme un homme plein de bonnes intentions, mais assez faible. Aujourd'hui encore, je ne sais pas s'il

---

[3] *(N.d.t.)* - Young Men Christian Association, très puissante organisation protestante de la jeunesse aux États-Unis et dans le monde (en France, l'U.C.J.G.).

comprenait vraiment ce qu'il faisait en laissant le groupe maître de lui-même, mais il nous donnait (je m'en rends compte maintenant) un excellent exemple de leadership non directif. Laissés à nos propres décisions et à nos propres choix, nous mîmes au point un programme, organisâmes toutes sortes d'activités sociales et culturelles, fonctionnâmes sur un mode démocratique, discutâmes profondément et devînmes un groupe d'intimes.

C'était la première fois que je me sentais aussi proche et aussi intime, avec des gens qui n'appartenaient pas à ma famille. L'amitié et la camaraderie qui devaient se développer dans ce groupe d'environ vingt-cinq jeunes gens furent pour moi quelque chose d'extrêmement important. Nous en vînmes à nous connaître en profondeur et à nous appuyer les uns sur les autres. Nous avions tout loisir pour entreprendre ce qui nous plaisait et nous nous impliquâmes dans diverses activités. J'y acquis en particulier une bonne maîtrise du travail en assemblée ; la présidence d'une assemblée ne m'a plus jamais fait peur, ce qui de temps en temps m'a bien rendu service. À cette époque également, et dans le cadre de ces activités, je pris en charge la direction d'un club de jeunes et fis mes premières armes d'animateur de groupe avec ces jeunes garçons.

C'est pendant mes premières vacances universitaires que je commençai à m'épancher dans les lettres que j'écrivais à Helen Elliot, une grande et belle fille, aux tendances artistiques. Je la connaissais depuis l'école primaire à Oak Park, époque où nous faisions de la bicyclette ensemble.

Je l'avais retrouvée à l'Université du Wisconsin où elle étudiait la peinture. Pendant cette première année, j'étais sorti deux ou trois fois avec elle et elle me plaisait beaucoup.

Il me semble que c'est pendant les vacances de Noël de ma deuxième année que j'assistais à un congrès des Étudiants Bénévoles à Des Moines. Le mouvement des Étudiants Bénévoles avait alors pour slogan « notre génération évangélisera le monde ». Religieux comme je l'étais, je trouvais cet objectif enthousiasmant. Les orateurs allaient droit au coeur du public qu'ils remuaient profondément. Je suis gêné aujourd'hui quand je relis le journal hautement idéaliste et chargé en émotion que je tenais alors. C'est à l'occasion de ce congrès que je décidai soudain d'orienter ma vie autrement et de devenir pasteur.

Bien que le mouvement des Étudiants Bénévoles fût tourné plutôt vers les pays étrangers, je ne me rappelle pas avoir eu l'intention d'aller travailler en terre de mission. Cependant je me sentais destiné au ministère religieux. Sur bien des points, le mouvement des Étudiants Bénévoles annonçait les *Peace Corps*[4] d'aujourd'hui et faisait appel aux mêmes sentiments.

Ma décision étant prise, les études d'agronomie ne me paraissaient plus très adaptées à ma nouvelle orientation. Il me semblait nécessaire de choisir d'autres études qui me prépareraient au pastorat. Je pensais que l'histoire, qui m'avait toujours beaucoup intéressé, était une bonne formation de base pour ce métier. J'abandonnai donc l'agronomie pour l'histoire.

---

[4] *(N.d.t.)* - Organisation fondée par J.F. Kennedy et qui représente pour les jeunes volontaires américains une sorte de service civil dans les pays sous-développés.

Au milieu de ma troisième année, survint une série d'événements qui devaient profondément me marquer. On me désigna avec neuf autres étudiants américains pour représenter notre pays à un Congrès de la Fédération Mondiale des Étudiants Chrétiens à Pékin. À l'annonce de cette nouvelle, je pleurai de joie et de surprise. Je n'arrivais pas à comprendre pourquoi c'était moi qu'on avait choisi. Devenu plus réaliste, j'ai compris depuis que ma participation très active à l'YMCA, mes bons résultats scolaires et aussi le fait que mes parents avaient la possibilité matérielle de prendre à leur charge presque toute la dépense, expliquaient ce choix. À l'époque néanmoins c'était pour moi chose incroyable, formidable que d'être choisi parmi les étudiants des États-Unis pour participer à une expérience aussi extraordinaire.

Étudiants et professionnels, la plupart membres de l'YMCA, embarquèrent ensemble. John R. Mott, qui alors était un des dirigeants de l'organisation mondiale, le professeur Kenneth Latourette de Yale, David Porter de l'YMCA et plusieurs autres formaient l'équipe d'encadrement. Les étudiants formaient aussi naturellement un groupe choisi. Nous avions beaucoup d'affinités intellectuelles et nos discussions à bord du paquebot ainsi que nos lectures furent des plus enrichissantes.

Quelle chance pour moi que ce voyage. Pendant tout le séjour nous discutâmes avec des gens hautement cultivés et très bien informés. Les représentants de l'YMCA à l'étranger avaient des allures d'homme d'état dans leur façon de manier les relations interculturelles. Certains d'entre eux comme Jack Childs, devinrent plus tard très connus comme philosophes, diplomates, etc. Ils n'étaient pas du tout du genre missionnaire évangélique et ils m'apprirent beaucoup.

Mon voyage dura six mois. En effet, après la lente traversée et le Congrès de Pékin, je partis pour la Chine Occidentale avec une des délégations qui faisaient des tournées de conférences dans les Centres universitaires. Ensuite, j'accompagnai le Professeur Latourette, qui amassait du matériel pour un livre, en Chine du Sud et aux Philippines.

Ce voyage apporte curieusement la preuve que la rapidité dans les communications n'est pas toujours désirable. Pendant tout ce voyage, je tins un long journal des divers événements que je vivais et de mes réactions. Très rapidement mes opinions politiques et religieuses se libéralisaient à la suite de mes contacts avec un large spectre d'opinions et de cultures, par exemple lorsque j'étais mis au défi de comprendre les échanges entre étudiants ou enseignants allemands et français qui étaient toujours aussi remplis de la haine et de la défiance héritées de la guerre de 14-18. Mon horizon intellectuel s'élargit de manière incroyable pendant toute cette période et mon journal témoignait de ces changements. J'en envoyai un exemplaire à Helen, que j'avais à présent élue ma bien-aimée, et un autre à ma famille. Comme nous ne bénéficions pas alors du courrier par avion, la réponse mit deux mois pour me parvenir. C'est ainsi que je continuais à déverser sur le papier tous mes nouveaux sentiments, mes nouvelles idées, mes pensées nouvelles sans avoir la moindre notion de la consternation dans laquelle je plongeais ma famille. Lorsque je connus leurs réactions, j'avais complètement changé de point de vue. C'est ainsi qu'avec le minimum de douleur, je brisais les liens intellectuels et religieux qui m'attachaient aux miens. Sur le bateau du retour, j'eus plusieurs conversations avec le

Docteur Henry Sharman qui me firent réfléchir et accentuèrent encore mon indépendance. Une nuit, dans ma cabine, il m'apparut que peut-être Jésus était un homme comme les autres et non d'essence divine. Comme cette idée se formait et s'enracinait en moi, il devint évident que je ne pourrais plus jamais rentrer dans le giron de la famille. Ce qui s'avéra exact. Grâce à ces six mois de voyage, j'avais pu librement, sans sentiment de culpabilité ou d'insécurité, penser à ma façon, dégager mes propres conclusions et prendre parti de mon propre chef. J'avais acquis, à travers ce processus, une assurance et une résolution - qui ne devaient plus vaciller - bien avant de savoir que j'entrais en rébellion vis-à-vis de ma famille. Depuis ce voyage, mes choix, mes valeurs, mes buts, ma philosophie m'ont été personnels et se sont considérablement éloignés du point de vue de mes parents et de mon point de vue premier. Psychologiquement, c'est la période capitale où j'ai déclaré mon indépendance par rapport à ma famille.

Il faut encore faire quelques commentaires sur ces deux dernières années à l'Université du Wisconsin. En troisième année je m'étais inscrit à une fraternité « Alpha Kappa Lambda », connue pour son haut niveau, et ce, malgré l'opposition de mes parents à ces sociétés d'étudiants. Je m'absorbai dans mon travail scolaire et j'eus la chance d'avoir pour professeurs nombre de gens remarquables. Des historiens comme Carl Russel Fish, George Sellery, Eugène Byrd me marquèrent. Ils suscitèrent en moi un profond respect pour le travail scientifique et l'érudition. J'écrivis pour le Professeur Sellery un article sur *La Source de l'autorité chez Martin Luther*. Je me rends compte aujourd'hui que les idées que je développais alors, à savoir qu'en dernière analyse la seule chose dont l'homme puisse être sûr c'est de sa propre expérience, sont restées un de mes thèmes favoris.

J'écrivis aussi un article sur Benjamin Franklin et un mémoire sur *Le pacifisme de John Wycliff.* Tous ces textes étaient écrits en toute indépendance, les idées étaient les miennes, la méthode de travail la mienne. Je pense qu'ils étaient assez solides et j'appris à utiliser la recherche historique pour explorer les points qui m'intéressaient.

Ma participation aux débats publics de l'Université fut, en ces années, une autre expérience importante. C'était surprenant, enivrant, que de se découvrir capable d'aborder un sujet totalement inconnu - dans mon cas l'arbitrage obligatoire des conflits sociaux -, de travailler dessus huit bonnes heures par jour pendant plusieurs semaines, et d'arriver au bout raisonnablement « bien informé ». En quelque sorte, j'y acquis une certaine confiance dans mes capacités à aborder un nouveau problème intellectuel et à le maîtriser.

Malade six mois

Peu après mon retour d'Extrême-Orient, je me mis à souffrir de plus en plus de l'estomac. J'avais ressenti ces douleurs depuis l'âge de quinze ans mais elles s'aggravaient. On diagnostiqua un ulcère duodénal et je dus rester à l'hôpital plusieurs semaines puis fus mis six mois à un régime sévère. On trouvera peut-être quelque indication sur l'atmosphère ouatée de refoulement dans laquelle nous fûmes élevés quand on saura que nous fûmes trois sur six à faire un ulcère à un moment ou à un autre de notre vie. J'ai le douteux privilège d'avoir été le plus précoce à commencer le mien. Pendant cette période où j'étais sous traitement médical, il me paraissait normal, comme il paraissait normal à mes parents, que je travaille. Aussi bien pour moi alors que pour ma famille, et bien que je ne me sentisse pas trop bien, la seule solution de remplacement au travail universitaire était un dur travail physique. C'était pour nous une attitude si caractéristique. Je pense que dans une large mesure je partageais alors le point de vue de mes parents et croyais que le travail remédiait à tous les maux y compris à mon ulcère. C'est pourquoi je m'embauchai dans un magasin de bois voisin et vécus à la maison. Je me rappelle qu'une fois ma Ford Modèle T, ma première voiture, était coincée dans le parking du dépôt de bois. Je soulevai simplement l'arrière de la voiture et la déplaçai de quelques pouces. Ce faisant, je me donnai un tour de rein. L'idée, semble-t-il, ne me serait jamais venue de demander de l'aide à quelqu'un. Cette attitude aussi était, pour moi, caractéristique.

Comme je travaillais au dépôt de bois, je ne fis aucun effort pour poursuivre mon travail universitaire, à l'exception d'un cours par correspondance de l'Université du Wisconsin sur l'introduction à la psychologie. Ce fut mon premier contact avec la psychologie. Je n'en fus pas autrement marqué. William James devait être utilisé comme texte de base mais je trouvais nos devoirs un peu fastidieux. La seule partie du cours dont je garde un souvenir est cette discussion par lettre que j'entrepris avec le correcteur sur le point de savoir si les chiens étaient capables de raisonner. Pour lui, seuls les êtres humains étaient capables de raisonnement. Quant à moi, je pouvais prouver de manière satisfaisante, à mon sens, que Shep, mon chien, était tout à fait capable de résoudre des problèmes difficiles par raisonnement.

Cette interruption dans ma scolarité avait pour moi un avantage, celui d'être près de Helen qui avait abandonné l'Université pour travailler dans un atelier de peinture à Chicago. Ce fut en conséquence une période où je la courtisai beaucoup, bien que chaque visite impliquât un trajet de trente miles sur ma Modèle T, par des routes bien différentes de nos autoroutes modernes, après une dure journée au dépôt de bois. À l'automne, je retournai à l'Université mais, à l'occasion d'une de mes visites à la maison, Helen et moi nous nous fiançâmes, le 29 octobre 1922, ce qui m'emplit d'un bonheur extatique. J'avais beaucoup douté de pouvoir la conquérir et je nageais dans la joie. Je terminai ma licence en histoire en juin 1924, ayant suivi mon unique cours de psychologie par correspondance.

Mon voyage en Chine puis mes six mois de maladie et de travail manuel m'avaient retardé d'un an dans mes études. Ce passage de la promotion vingt-trois à la promotion vingt-quatre et mon changement d'orientation de l'agronomie à l'histoire avaient considérablement affaibli les étroits liens d'amitié que j'avais tissés pendant ma première année. J'avais néanmoins conservé mes amis de la « fraternité » et j'y passais du bon temps. Il reste vrai, toutefois, que j'eus peu de vrais amis pendant ces quatre années de collège universitaire[5].

---

[5] *(N.d.t.)* - Aux États-Unis les études universitaires se décomposent en deux niveaux : le collège, qui correspond à nos années propédeutiques où l'enseignement reste général (avec toutefois déjà des sujets préférentiels), puis *l'école graduée* où l'étudiant apprend son futur métier, passe sa maîtrise *(mastership)* et éventuellement son doctorat.

IV. Les années new-yorkaises

Mariage

Helen et moi nous nous mariâmes le 28 août 1924 et nous mîmes en route, dans notre coupé Modèle T d'occasion, que j'avais payé quatre cent cinquante dollars et qui me remplissait de fierté. Nous partions pour New York et le Union Theological Seminary. Mes parents s'étaient opposés au mariage. Ce n'était pas que Helen ne leur convînt pas, mais, à l'époque, on considérait qu'il était absurde pour un homme de se marier pendant ses études. Les parents de Helen partageaient ce sentiment. Helen n'abandonnait qu'à contrecoeur son travail de peintre publicitaire, mais je l'avais convaincue de la nécessité pour nous deux d'être ensemble à faire face aux changements intellectuels qu'allaient provoquer la poursuite de mes études à l'école graduée. Plus tard, nous devions reconnaître que nous avions pris là, à notre insu, une sage résolution.

J'avais choisi de continuer mes études au Union Theological Seminary parce que c'était le séminaire le plus libéral et un des plus cotés du pays. Quand il eut connaissance de mon projet de m'inscrire au « Union », mon père me fit une proposition et j'eus comme l'impression qu'il essayait de m'acheter. Je crois qu'il n'en fut pas très fier par la suite. En tout cas, je repoussai son offre avec indignation. Il me proposait de prendre à sa charge toutes les dépenses du couple à la condition que je m'inscrive au Princeton Seminary qui était alors un foyer de l'orthodoxie protestante la plus stricte. En lieu et place, je passai un concours qui me permit d'obtenir une bourse confortable pour le Union Seminary et nous nous préparâmes à y aller. Mes parents se montrèrent alors assez généreux en cadeaux de mariage pour nous permettre de nous monter en ménage. Il me fallait toutefois gagner pas mal d'argent pour subvenir à nos besoins. Helen et moi étions, tous deux, très inexpérimentés quand nous nous mariâmes (bien que je lui aie prêté un livre sur la vie sexuelle et le mariage, ce qui montre à quel point j'avais des idées d'avant-garde). En dépit ou à cause de ce manque d'expérience, notre lune de miel fut délicieuse et ce fut une merveilleuse aventure que de faire toute cette route, jusqu'à New York, ne dépendant de personne, dans notre voiture personnelle.

Notre vie à deux commença dans un petit appartement moderne. À l'époque il n'y avait pas de cité universitaire pour étudiants mariés. Aussi menions-nous une existence relativement séparée de celle de mes camarades quand je commençai à suivre les cours du Union Seminary.

Je m'y sentis stimulé, passionné. Je me fis des amis, découvris de nouvelles idées, ce fut pour moi une expérience aussi séduisante qu'une aventure amoureuse. C'était alors les beaux jours de Harry Emerson Fosdick. J'assistais à son cours avec Helen et m'y initiais à des conceptions religieuses libérales et modernes.

Goodwin Watson et Joseph Chassel, alors jeunes professeurs, organisaient un enseignement sur les « sciences humaines ». En complément de leurs propres cours, ils invitaient des psychologues et des psychiatres new-yorkais. Ce fut mon introduction à la clinique. Harrison Elliot et sa femme, qui faisaient partie du personnel enseignant du séminaire, s'intéressaient aussi beaucoup au travail de conseil individuel et aux travaux par petit groupe. Pour la première fois de ma vie, je réalisais que travailler avec autrui en relation d'aide pouvait représenter un métier.

Je respectais grandement Arthur Cushman Mc Giffert, alors directeur du séminaire. C'était un professeur remarquable et un grand érudit. Il entretenait un climat philosophique passionnant au Union Seminary. Son cours sur « la pensée protestante avant Kant » et d'autres du même type me firent découvrir un nouvel art d'enseigner. Quand nous l'écoutions présenter la doctrine d'un philosophe ou d'un théologien, nous, ses élèves, pensions, convaincus : « Ah, c'est avec celui-là qu'il est réellement d'accord ». La semaine suivante, il présentait un autre auteur, en se montrant tout aussi convaincant et persuasif. À la longue nous découvrîmes que c'était à nous de construire notre propre doctrine. (Je note en passant que Miss Graham au lycée, le Professeur Mc Giffert au Séminaire, étaient tous deux sévères, savants, érudits, pas du tout du genre de ceux que je choisirais aujourd'hui comme personnel enseignant. Et pourtant tous deux savaient penser en toute indépendance et respectaient profondément l'indépendance de pensée de leurs élèves.)

En première ou en seconde année au Union Seminary, je pris part à une entreprise amusante mais lourde de sens. Connaissant aujourd'hui les écoles graduées et les Universités comme je les connais, connaissant leurs règlements et leur rigidité, je suis profondément étonné de la liberté qu'on nous accorda au *Union.* Un groupe d'étudiants dont je faisais partie fit remarquer que nous étions nourris d'idées à la petite cuiller mais que nous n'avions pas l'occasion de discuter les problèmes philosophiques et religieux qui se posaient réellement à nous. Nous voulions explorer nos propres questions et nos propres doutes et suivre notre propre cheminement. Nous réclamâmes de l'administration l'autorisation d'organiser un séminaire d'études (qui compterait pour l'examen) dans lequel il n'y aurait pas d'enseignant et dont le programme serait composé par nos seules questions. On comprend la perplexité de l'administration devant cette requête que, finalement, elle accepta. Seule restriction, un jeune instructeur devait assister à nos débats, mais sans prendre part à la discussion, sauf demande expresse de notre part.

Ce séminaire d'études m'apporta beaucoup et m'aida à clarifier mes vues. Grâce à cette expérience, j'évoluais considérablement, construisant peu à peu une philosophie de l'existence. La plupart des membres de ce groupe, en tentant de réfléchir sur les questions qu'ils avaient eux-mêmes posées, découvrirent qu'ils n'étaient pas vraiment à leur place dans le pastorat. Je fus un de ceux-là, Théodore Newcomb en fut un autre. Divers membres du groupe sont devenus sociologues ou psychologues. Tout ce séminaire se déroula dans une atmosphère de grande liberté. Nous y abordâmes des problèmes philosophiques, religieux ou sociaux fondamentaux. Personnellement, je décidais de m'écarter du ministère religieux parce que, tout en m'intéressant profondément aux questions sur le sens de la vie et sur la possibilité d'une amélioration constructive des conditions de vie individuelle, il m'apparaissait impossible d'exercer une profession où il me faudrait croire en une doctrine religieuse particulière. Je me rendais bien compte des bouleversements déjà survenus dans mes conceptions ; il était probable que je continuerais à changer. Il me semblait que ce serait chose terrible que de se sentir obligé de continuer à professer un ensemble de croyances pour raisons professionnelles. J'avais envie d'un champ d'action où ma liberté de pensée ne serait sûrement pas limitée.

... Et au Teachers College

En seconde année de Séminaire, je m'inscrivis également au Teachers College[6] de l'Université de Columbia qui se trouvait juste de l'autre côté de Broadway. Au « T.C. », le cours de philosophie de l'éducation de William H. Kilpatrick, avec ses conférences-débats et son travail par petits groupes me parut très stimulant. Je découvrais, pour la première fois, la pensée de John Dewey (qui, depuis, a été si mal comprise) et une philosophie de l'éducation qui a profondément marqué toute la suite de mes réflexions. Le cours de psychologie clinique de Leta Hollingworth reste

---

6 *(N.d.t.)* - Une des plus célèbres écoles de pédagogie aux États-Unis.

marquant pour moi. Elle était pleine de chaleur humaine, très soucieuse de l'individualité de chacun, tout en faisant de la bonne recherche scientifique. C'est sous sa direction que je fis mes premières armes de clinicien avec des enfants, les testant, causant avec eux, les traitant comme de fascinants objets d'étude mais contribuant aussi à faire des plans pour leur bien-être.

C'est à la fin de ma deuxième année que je décidai de quitter définitivement le Union Seminary et de m'inscrire uniquement au Teachers College en psychologie clinique et en psychopédagogie. À nouveau, cette transition s'effectua relativement sans douleur, puisque, comme je l'ai dit, j'étais déjà à cheval sur ces deux institutions.

Un peu de mes attitudes d'alors transparaît dans ma manière de réagir aux examens. J'en suis moi-même surpris aujourd'hui. Je m'organisais facilement pour préparer mes examens. Je ne m'en faisais jamais parce qu'il ne me venait même pas à l'idée que je pourrais échouer. Quand ce fut le moment de l'examen d'immatriculation pour le doctorat, je me souvins de ma surprise en découvrant l'effroi de certains. Je me présentai et réussis comme je m'y attendais. Plusieurs mois plus tard, je fus surpris de découvrir, par hasard, que j'avais obtenu le score le plus élevé de mon groupe, au test de performance intellectuelle de Thorndike et aussi les meilleures notes à l'examen de contenu.

Il faut peut-être ici tenter de décrire mon expérience, très limitée, de l'échec scolaire. Je me rappelle n'avoir une fois rien su à une interrogation d'histoire au cours moyen, simplement parce que j'avais bayé aux corneilles pendant la leçon. Je dus en conséquence subir une nouvelle interrogation sur le même sujet. Je me rappelle très bien ma panique. Je trichais même un peu en vérifiant une des réponses auprès d'une fille qui était interrogée en même temps que moi. Le second souvenir d'échec est celui d'un cours de statistique au Teachers College. Je n'avais jamais suivi le cours du premier niveau, mais je me croyais tout à fait capable de suivre directement le deuxième niveau dont l'horaire m'arrangeait. Le professeur était très abscons dans ses explications et je n'y comprenais rigoureusement rien. C'était pour moi une expérience nouvelle que de me trouver placé dans une situation où il m'était impossible de saisir la matière enseignée. Quand vint l'heure de l'examen de fin d'année, je répondis de mon mieux mais avec la certitude d'échouer. Aussi, en profitai-je pour écrire sur ma copie ce que je pensais du cours et des méthodes d'enseignement du professeur, qui étaient loin d'être les meilleures. Je n'ai jamais su si c'était à cause ou en dépit de cet éclat, mais je réussis.

Notre premier enfant, David, naquit en 1926 et nous ressentîmes toutes les joies, les appréhensions et les satisfactions que l'on trouve à s'occuper de son premier-né. Nous nous efforcions de l'élever selon les règles du behaviorisme watsonien, horaires stricts, etc. Heureusement, Helen avait assez de bon sens pour faire une bonne mère malgré toute cette nocive « science » psychologique. Pendant ces deux années à New York, j'avais travaillé à l'église de Mt. Vernon comme directeur de l'éducation religieuse, y consacrant tous mes week-ends afin de subvenir à nos besoins à tous les trois. Comme je m'écartais d'une profession religieuse, je me sentais de plus en plus mal à l'aise dans ce travail. Je fus donc très heureux quand Goodwin Watson, mon jeune et brillant « patron », m'offrit un emploi. Il avait toujours plusieurs chantiers en cours et il me confia la quasiresponsabilité d'une recherche extensive qu'il avait entreprise.

Je dirigeai un groupe appréciable de techniciens, analysai un matériel très complexe et dus écrire le texte de présentation, le tout dans un temps limité de manière impitoyable. Je pense que c'est vers la fin de 1926 que je posai ma candidature à un poste d'interne au nouvel Institut de Guidance infantile qu'on venait de créer. La guidance infantile était en train de devenir une spécialité à part et le Fonds Communautaire de New York équipait un Institut afin de former des professionnels pour ce travail. La bourse de deux mille cinq cents dollars nous permettrait de tenir financièrement et je travaillerais dans un domaine qui me plaisait de plus en plus. Ma candidature fut acceptée. C'est alors, peu avant le début de l'année, que je reçus une lettre embarrassée du Dr Frankwood William, le psychiatre qui présidait le Comité de Sélection. Il venait juste de découvrir que c'était aux internes en psychiatrie qu'était allouée la bourse de deux mille cinq cents dollars. Les internes en psychologie ne devaient recevoir que mille deux cents dollars. Je ressentis cette insulte beaucoup plus sur le plan financier que sur le plan professionnel et me mis en colère. Je lui écrivis une lettre bien sentie, où je lui disais en substance que la bourse m'avait été accordée, que j'en avais été informé, que j'avais pris toutes mes dispositions personnelles en fonction de cette bourse et que j'avais besoin de cet argent pour entretenir ma famille. L'énergie que je mis dans cette lettre me valut de bénéficier d'une exception et je reçus mes deux mille cinq cents dollars. Fait intéressant et symbolique, je commençais ma formation professionnelle, sur un coup de chance, au même niveau que les résidents en psychiatrie.

Une année à l'Institut de Guidance infantile

L'année 1927-28 à l'Institut de Guidance infantile fut une année très féconde. Je terminais mon doctorat au Teachers College, où des choses comme les émotions, ou la dynamique de la personnalité étaient complètement méprisées par Percival Symonds et d'autres membres du corps enseignant ; Freud était un mot obscène. Tout était centré autour des mensurations et des statistiques. Au nouvel Institut de Guidance infantile, l'accent était au contraire mis sur un freudisme éclectique et contrastait de manière si aiguë avec l'approche du Teachers College qu'il ne semblait y avoir aucun terrain de rencontre possible. Je ressentais très vivement la tension entre ces deux points de vue.

Je réussis bien à l'Institut de Guidance infantile. Pour ma thèse de doctorat, je développai un test de personnalité pour les enfants, en m'inspirant des attitudes représentées à l'Institut, mais en utilisant aussi la méthodologie plus familière au Teachers College. Je suis étonné de voir que ce test est encore utilisé après plus de trente-cinq ans. Je commençai aussi à constater que j'avais un réel sens clinique dans mes contacts avec les clients comme dans mes relations avec mes collègues. Je me rappelle une réunion de synthèse avec une assistante sociale extérieure à la maison. On discutait le cas d'un garçon dont je m'étais occupé. J'étais en retard ce matin-là à cause d'un coup de grésil. Quand j'arrivai, la réunion était à l'évidence dans une impasse, à cause du manque de coopération et du caractère peu sympathique de cette assistante. Je réussis à la gagner à mon point de vue, en lui expliquant la situation et ce malgré mon jeune âge et mon inexpérience relative.

Ce garçon fut le premier patient que je pris en psychothérapie (encore que lorsqu'un psychologue était en cause cela s'appelait « entretien à visée thérapeutique » ou quelque chose de ce genre). Je fis des progrès réels en cherchant à l'aider et cela malgré les théories psychanalytiques dont j'étais alors empli et que j'expérimentais. L'éclectisme de l'Institut devint précieux pour moi, à la longue. Diverses nuances psychanalytiques et d'autres points de vue psychologiques y étaient représentés. Alfred Adler, par exemple, venait nous faire des conférences et choquait tout le monde en déclarant qu'une observation très complète n'était pas nécessaire. Je me rappelle avoir pensé qu'il devait être bien mal informé, puisque nos observations de routine faisaient dans les cinquante ou soixante-dix pages. David Levy dirigeait l'Institut et se montrait un guide stimulant. Il nous introduisait au Rorschach, alors nouveau. E. K. Wickman, le psychologue en chef, était plein d'idées, équilibré, bon chercheur et profondément attaché à la découverte de la vérité.

Vers la fin de cette année, il devint important de savoir ce que j'allais faire ensuite. Pour la première fois de ma vie, j'étais en quête d'un emploi véritable. Au printemps 1928, David avait deux ans et notre second était en route. Il n'y avait pas alors beaucoup de débouchés pour les psychologues. Je me rappelle m'être présenté pour un poste à la Culver Military Academy et avoir été prêt à prendre ce travail. C'est alors que l'on me proposa un poste à la Société de Rochester pour la protection de l'Enfance en Danger qui avait organisé un centre d'observation, avec des psychologues. Le travail consistait à examiner des enfants et à faire des propositions sur leur orientation. Il serait même possible de faire quelques traitements.

C'était un travail dans mes cordes. Il y avait trois psychologues dans ce Centre et le salaire proposé était de deux mille neuf cents dollars par an.

C'est avec amusement et un peu d'étonnement que je me revois accepter ce poste. Ce qui me plaisait alors, c'était la possibilité de faire le genre de travail que je voulais faire. Pour autant que je m'en souvienne, je ne crois pas m'être soucié des côtés négatifs : le fait que, selon tous les critères raisonnables, il s'agissait d'un cul-de-sac au point de vue professionnel, que j'y serais isolé, loin de tout contact professionnel ou universitaire, que le salaire, même pour l'époque, était bas. Je pense avoir toujours eu l'intuition que s'il m'était donné de faire ce qui m'intéressait le plus, tout le reste s'arrangerait de soi-même.

V. Les années à Rochester

Les douze années suivantes, à Rochester, furent des années extrêmement importantes pour moi. Pendant les huit premières années, au moins, je m'immergeais complètement dans la pratique psychologique, posant des diagnostics et préconisant des orientations pour des enfants délinquants ou appartenant à des milieux marginaux et qui nous étaient adressés par les tribunaux ou les services sociaux.

Dans bien des cas, il m'arrivait de mener des entretiens « thérapeutiques ». Ce fut une période de relatif isolement au point de vue professionnel et mon seul souci était alors d'être le plus efficace possible avec nos clients. Nous devions vivre avec nos échecs aussi bien qu'avec nos succès, ce qui nous forçait à apprendre. Il n'y avait qu'un seul critère pour juger des méthodes que nous employions avec les enfants ou les parents et c'était : « Est-ce que ça marche ? Est-ce que c'est efficace ? ». Je m'aperçus que, de plus en plus, je me formulais un point de vue personnel à partir de mon expérience clinique quotidienne.

Il me vient à l'esprit trois petits faits, qui à l'époque me parurent importants. Tous trois, c'est frappant, illustrent des exemples de désillusion - à propos d'une autorité, d'un matériel clinique, de moi-même.

Pendant que j'étais en formation, j'avais été très impressionné par les écrits du Dr William Healy. Selon lui, la délinquance juvénile reposait souvent sur un conflit sexuel et s'arrêtait si le conflit était mis à jour. (Du moins c'est comme cela que je l'avais alors compris). Pendant la première ou la deuxième année à Rochester, je m'occupai très à fond d'un jeune pyromane qui avait une inénarrable propension à allumer des feux. M'entretenant avec lui, jour après jour, à la prison, je finis par ramener progressivement son désir à sa pulsion sexuelle et à la masturbation. Eurêka. Le problème était résolu. Néanmoins, une fois en liberté surveillée, il retomba dans les mêmes difficultés.

Je me rappelle quelle secousse ce fut pour moi. Healy se serait donc trompé. Peut-être étais-je en train de découvrir quelque chose que Healy ignorait. Quoi qu'il en soit, cet incident impressionnant me montrait que les autorités pouvaient se tromper et qu'il y avait toujours du nouveau à découvrir.

Ma seconde découverte naïve fut d'un autre type. Peu après mon arrivée à Rochester, je conduisais un groupe de discussions sur l'interview. Je découvris dans une publication le compte rendu à peu près littéral de l'interview d'une mère dans lequel l'assistante sociale se montrait perspicace, intuitive, adroite et menait rapidement l'interviewée au coeur de ses difficultés. Ce texte me servit à plaisir d'exemple d'un bon interview.

Plusieurs années, plus tard, pour une tâche du même genre, je me souvins de cet excellent matériel clinique. Je me mis en quête du texte et le relus. Je fus effrayé. À présent il m'apparaissait comme un adroit interrogatoire de type policier où l'interviewer dénonçait les motivations inconscientes de la mère et lui extorquait l'aveu de sa culpabilité. J'avais appris depuis, à la lumière de mon expérience, l'inutilité à long terme, tant pour la mère que pour l'enfant, de ce genre d'interview.

Cela me fit réaliser à quel point je m'étais écarté de toute approche coercitive ou hautement interprétative dans les relations cliniques : non par a priori philosophique mais parce que ces types d'approche n'avaient qu'une efficacité de surface.

Le troisième survint à quelques années de là. J'avais appris à me montrer plus subtil et plus patient, quand j'interprétais son comportement à un client ; j'essayais de placer mes interprétations au bon moment, en douceur, de manière à les faire accepter. Je m'étais occupé d'une mère très intelligente dont le fils était une sorte de démon échappé de l'enfer. Il était évident que tout tournait autour de son rejet précoce de ce garçon, mais malgré de nombreux entretiens je ne parvenais pas à lui en faire prendre conscience. Je la faisais parler, je rapprochais en douceur les éléments significatifs qu'elle m'avait fournis, pour essayer de lui montrer comment tout cela s'organisait. Nous n'arrivions à rien. Finalement j'abandonnai. Je lui dis que nous avions tous les deux fait notre possible mais que nous avions échoué et que nous ferions aussi bien de nous en tenir là. Elle fut de cet avis. Aussi mîmes-nous fin aux entretiens. Nous nous serrâmes la main et elle se dirigea vers la porte de mon bureau. Soudain elle se retourna et me demanda : « Est-ce que vous faites des psychothérapies d'adulte ici ? ».

Comme je répondais affirmativement, elle me dit « Bon, parce que je voudrais qu'on m'aide ». Elle revint s'asseoir et entreprit d'épancher tout son désespoir, à propos de son mariage, de ses relations perturbées avec son mari, de son sentiment d'échec et de désarroi. Tout cela était bien différent du sec récit « clinique » qu'elle m'avait fait jusque là. La vraie psychothérapie commença et eut des résultats très positifs, pour elle et pour son fils.

Cette expérience, et nombre d'autres analogues, me firent comprendre d'abord confusément, puis ensuite réaliser pleinement, que c'est le client qui sait où il a mal, quelles directions il veut suivre, quels problèmes sont cruciaux, quelles sont les expériences profondément enfouies. Je commençais à découvrir que plutôt que de céder à mon besoin de démontrer mon adresse et ma science, je ferais mieux de faire confiance au client pour diriger le processus thérapeutique.

Quelques relations

Durant mon séjour à Rochester, j'eus d'assez bonnes relations avec les psychiatres. Nous avions un consultant de psychiatrie au Centre d'Observation. C'était un personnage assez faible et, pour l'essentiel, nous lui disions ce qu'il fallait dire et il allait dans notre sens, donnant ainsi plus de force et d'autorité à nos recommandations. Plus tard, lorsque je devins directeur du Centre d'Observation, je fis appel à Samuel Hartwell, comme consultant en psychiatrie et j'avais pour lui beaucoup de respect. Il savait faire, en vérité, des choses que je ne savais pas faire. Plus tard, j'employai un psychiatre à plein-temps dans l'équipe.

J'avais aussi de bonnes relations confraternelles avec les psychiatres de l'Université de Rochester et ces relations étaient amicales, jusqu'à ce qu'éclate la querelle dont je parlerai plus tard.

Pendant ce séjour à Rochester, nous décidâmes d'inviter Otto Rank pour un week-end, car un des psychologues s'intéressait à ses travaux. Ce nous fut très utile. Les théories de Rank ne m'impressionnèrent pas beaucoup, mais par contre je fus très impressionné par la description qu'il donnait de sa thérapie. À peu près au même moment, quelques membres de ma propre équipe de travail s'intéressèrent également aux travaux de Rank et certains d'entre eux suivirent des cours, à l'École du Service Social de Pennsylvanie qui était d'orientation nettement rankienne. Tout ceci devait marquer profondément ma pensée.

Premiers cours au Teachers College

Pendant l'été de 1935, je fus invité à donner quelques cours au Teachers College de Columbia. Je trouvais cela très gratifiant et cela me donna confiance en moi. À ma surprise, les amphithéâtres, bien que très chargés (cent cinquante à trois cents personnes), semblèrent réagir favorablement à mon enseignement. À cette époque, je faisais un cours magistral mais laissais une grande place aux questions et à la discussion. Je me souviens plus particulièrement d'un cours divisé en trois parties. Je faisais la première partie, un psychologue beaucoup plus expérimenté se chargeait de la seconde, et je devais faire la troisième partie du cours. Quand je revins dans l'amphithéâtre pour cette dernière partie, je fus accueilli par des applaudissements bruyants et prolongés. Je fus bouleversé par le message qui m'était adressé, à savoir qu'ils étaient heureux de me revoir et qu'ils me préféraient à l'autre enseignant plus expérimenté. Je commençais à comprendre que je n'étais pas seul à me faire plaisir, en éveillant l'intérêt d'un auditoire pour de nouvelles idées et des approches nouvelles, mais que cela plaisait aussi aux gens.

Conflit avec les psychiatres

En 1937-38, les services sociaux de Rochester, avec lesquels je travaillais très activement, pensèrent que la communauté avait besoin d'un service de Guidance et que le Centre d'Observation dont j'étais le directeur en serait le pivot. La décision de créer un tel service fut donc prise. C'est alors que mes amis, les psychiatres, se répandirent auprès du Conseil Municipal et de mon Conseil d'Administration et proclamèrent énergiquement à qui voulut les entendre que seul un psychiatre pouvait diriger un tel service. Autant que je sache, ils ne critiquaient guère ma manière de travailler. Mais puisque partout ailleurs la direction de tels services était assurée par un psychiatre, elle devait ici, affirmaient-ils, revenir à un psychiatre. Il s'ensuivit une longue et amère bataille, avec de nombreux revirements ; mais pour finir, je gagnai et devins le premier directeur du Centre de Guidance de Rochester.

Vers cette époque, je commençai à me demander si j'étais vraiment un psychologue. L'Université de Rochester me laissait entendre clairement que ce que je faisais n'était pas de la psychologie et on ne me proposait pas d'enseigner au département de psychologie. Je fréquentais les congrès de l'Association Américaine de Psychologie (A.P.A.) et y entendais de nombreuses communications sur l'apprentissage chez les rats ou sur des expériences de laboratoires qui me paraissaient sans aucun rapport avec ce que je faisais. Par contre, les travailleurs sociaux spécialisés en psychiatrie semblaient parler le même langage que moi. Aussi me consacrai-je beaucoup aux organismes de cette profession dans lesquels j'acceptai des responsabilités locales et mêmes nationales.

Je commençai à faire des cours au Département de Sociologie de l'Université de Rochester, sur la compréhension et le traitement des enfants problèmes. Bientôt, le Département de Pédagogie réclama mon concours. Finalement, avant mon départ de Rochester, le Département de Psychologie me demanda la permission de mettre mes cours à son programme, me reconnaissant ainsi, à la fin, la qualité de psychologue. Rien qu'en écrivant ces paragraphes, je me rends compte avec quelle obstination j'ai suivi ma route, sans trop me préoccuper de savoir si je restais ou non dans la ligne de mon groupe de référence.

Professeur à l'Université d'État de l'Ohio

En 1940, j'acceptai un poste de professeur titulaire à l'Université d'État de l'Ohio. Il m'en coûtait beaucoup d'abandonner mon poste, chèrement conquis, de Directeur du Centre de Guidance de Rochester. J'aurais peut-être refusé cette offre sans la douce insistance de Helen qui me fit remarquer que j'avais longtemps désiré une fonction universitaire et qu'il fallait saisir cette chance.

C'est pourquoi j'acceptai. Je suis sûr que je dus cette proposition à mon livre sur le Traitement Clinique de l'Enfant Problème, publié en 1939 et que j'avais pondu pendant mes vacances ou de brefs moments de loisir. Je recommande de débuter dans l'Université au niveau le plus élevé de la hiérarchie. J'ai bien souvent pensé que j'avais eu de la chance d'échapper à la compétition souvent dégradante qui sous-tend l'ascension progressive des échelons universitaires et où la seule chose qu'on apprend c'est à ne pas trop faire montre d'originalité.

C'est en m'efforçant d'enseigner aux étudiants de l'Ohio ce que je connaissais de la thérapie et du conseil psychologique, que je commençai à réaliser que j'avais peut-être tiré un point de vue original de mon expérience clinique. Quand j'essayai de cristalliser quelques-unes de mes idées et de les présenter lors d'une conférence à l'Université du Minnesota en décembre 1940, je déclenchai des remous. C'était la première fois que je découvrais qu'une de mes idées nouvelles, toute éclatante pour moi de possibilités, pouvait effrayer autrui. À me trouver au centre de critiques et d'arguments, pour ou contre, je fus déconcerté et me mis à me poser des questions. Néanmoins, je pensai que j'avais quelque contribution à apporter et écrivis en 1942, le manuscrit de *Counselling and Psychotherapy* (Conseil psychologique et Psychothérapie) où je défendais ce qui me paraissait être une orientation plus efficace en psychothérapie. On pouvait y lire le premier cas de psychothérapie, intégralement reproduit à partir d'un enregistrement que j'avais laborieusement transcrit.

Là encore, je reconnais avec amusement, mon manque de réalisme. Quand je lui proposai mon texte, l'éditeur le trouva intéressant et nouveau mais me demanda à quel genre d'étudiants il s'adressait. Je lui répondis que je ne connaissais que deux professeurs qui le recommanderaient, moi et un autre d'une autre Université. Selon l'éditeur, j'avais commis une grave erreur en n'écrivant pas un texte qui pourrait s'adapter à d'autres enseignements que le mien. Il doutait beaucoup de parvenir à vendre les deux mille exemplaires qui lui permettraient de rentrer dans ses fonds. C'est seulement lorsque je lui déclarai que j'allais le porter chez un autre éditeur qu'il décida de tenter le coup. Je ne sais qui de nous deux a été le plus surpris devant le nombre d'exemplaires vendus qui dépasse aujourd'hui les quatre-vingt mille.

J'étais arrivé à l'Université de l'Ohio au bon moment. De nombreux étudiants avaient été formés dans une optique de psychologie expérimentale qu'ils trouvaient sans intérêt. Quand j'entrai en scène, moi un psychologue qui m'occupais d'êtres humains, ils vinrent en masse à mes séminaires et à mes cours et nombre d'entre eux me demandèrent de patronner leur thèse de doctorat. J'étais alors trop naïf pour me douter des jalousies que je déclenchais chez les autres professeurs en acceptant toutes ces thèses. En revanche, nombre de mes meilleurs amis sont issus de ce groupe choisi d'étudiants en doctorat.

On m'a dit que les travaux pratiques de psychothérapie et de conseil psychologique, que j'organisai en 1940, sont le premier exemple de psychothérapie contrôlée dans un cadre universitaire, que ni Freud, ni aucun autre psychothérapeute n'a jamais fait du contrôle de psychothérapie une partie de l'enseignement universitaire. Je ne suis pas sûr que cela soit vrai. Ce que je sais, par contre, c'est que je ne me croyais pas si révolutionnaire en inaugurant ces travaux pratiques. Il me semblait simplement essentiel, pour les étudiants qui étudiaient la psychothérapie, de faire des psychothérapies et d'avoir la possibilité d'analyser et de discuter ce qu'ils faisaient. Presque toute la discussion tournait autour d'enregistrements magnétiques et pour tout le groupe c'était là une aventure passionnante. Je reconnais aujourd'hui que nous nous cantonnions trop dans l'étude des techniques. Ce n'en fut pas moins pour nous tous une expérience très formatrice.

Pendant ces années, à l'Université d'État de l'Ohio, je m'occupais beaucoup de l'organisation de la profession. Je m'engageais dans les activités de l'Association Américaine de Psychologie Appliquée qui venait d'être créée. Je pris la tête de sa section clinique et devins président de cette association en 1944-45. Entre-temps, Robert Yerkes se fit l'avocat d'une réunification de la psychologie, à la condition que l'organisation concurrente, l'Association Américaine de Psychologie, réformât ses structures dans un sens plus démocratique. Cette idée me plût et nous nous rencontrâmes à plusieurs reprises, Yerkes, Hilgard, Boring et moi, ainsi que de nombreux autres, afin de jeter les bases d'une assemblée constituante pour une éventuelle réunification de la psychologie. Je me réjouis de prendre part à cette entreprise « politique ».

Bien que nous n'ayons passé que cinq ans à Columbus, ces années paraissent longues, aujourd'hui, car ce fut, pour toute la famille, une période vécue avec intensité. Nous nous fîmes construire une maison à notre goût et nous nous fîmes beaucoup d'amis. Nos enfants, David et Nathalie, y passèrent leur adolescence. David se dirigea vers les études médicales. Il fait, depuis, une carrière brillante et est devenu directeur de l'École de Médecine de la Vanderbilt University. Nathalie devait témoigner d'une vive sensibilité artistique, s'intéresser à l'enseignement du dessin et à la psychologie (plus particulièrement aux relations interpersonnelles). Elle a continué à se consacrer à tout cela, y ajoutant les responsabilités d'épouse et de mère. Entre autres choses, elle a collaboré avec son mari, le très actif professeur Lawrence Fuchs, lorsqu'il a organisé les *Peace Corps* aux Philippines. Actuellement, elle travaille dans la Guidance infantile tout en participant aux activités nombreuses et variées de son mari. L'intégrité et la sensibilité de nos enfants nous ont donné d'énormes satisfactions. Mais j'anticipe…

VI. Départ pour Chicago

Je fus flatté de recevoir une invitation à faire des cours à l'Université de Chicago pendant l'été 1944. À ma grande surprise, Ralph Tyler, qui occupait plusieurs postes importants à cette Université, élargit le sens de cette invitation en me demandant, vers la fin de l'été, de venir résider à Chicago, de manière permanente, pour y organiser un Centre de Conseil Psychologique[7].

L'offre était alléchante. Il m'était impossible d'accepter tout de suite, car je m'étais déjà engagé à participer à l'effort de guerre en enseignant les rudiments du conseil psychologique aux membres du personnel de l'USO qui étaient submergés par les problèmes personnels des recrues. J'acceptai néanmoins un poste de professeur de psychologie et la mission d'organiser un Centre de Conseil

---

7 *(N.d.t.)* - Les *counselling centers* sont, dans les principales universités américaines, des organismes qui mettent à la disposition des étudiants aussi bien des services d'orientation professionnelle et scolaire que des possibilités de psychothérapie individuelle ou en groupe. Dans une certaine mesure, nos BAPU (bureaux d'aide psychologique universitaire) peuvent leur être comparés.

Psychologique à l'Université de Chicago, à condition d'entrer en fonction à l'automne 1945.

En août 1944, avant que je ne quitte Chicago, le Dr Tyler et Lawrence Kimpton, alors président de l'Association des Étudiants, me demandèrent d'esquisser un projet d'organisation pour assurer l'aide psychologique aux étudiants dans le cadre de l'Université. Ce texte était destiné à l'administration universitaire et pas du tout à des psychologues. Je le cite car il servit de base, un an plus tard, à la mise sur pied du centre.

« Le but premier d'un organisme
de conseil psychologique aux étudiants
est d'aider l'étudiant à se venir en aide
à lui-même plus intelligemment.
« Pour parvenir à ce but, le conseiller doit
chercher à créer une situation de profonde
compréhension et d'acceptation qui permettra
à l'étudiant de reconsidérer plus clairement
ses problèmes et ses inquiétudes et de se diriger
plus intelligemment et d'une manière plus rationnelle.
« L'organisme doit avoir pour objectif de traiter
l'étudiant comme un individu pris dans sa totalité.
On n'y cherchera pas à traiter l'individu comme
un faisceau de problèmes séparés : pédagogiques,
professionnels, sociaux, etc. On y reconnaîtra
clairement que c'est l'individu tout entier
qui a des difficultés d'adaptation.
« Le conseiller se refusera à prendre parti dans la vie
personnelle de l'étudiant et à le diriger vers des solutions
qui pourraient paraître satisfaisantes au conseiller
ou à d'autres. Il se refusera également à agir
directement sur l'environnement de l'étudiant,
en manipulant ses programmes, les règlements ou d'autres
facteurs afin de faciliter l'adaptation de l'étudiant.

« En bref, le conseiller ne cherchera à contrôler
ni l'étudiant, ni son environnement universitaire.
Au contraire, il offrira à l'étudiant une possibilité
de chercher lui-même, en toute clarté et indépendance,
une adaptation à la vie, à l'Université
et une manière réaliste de satisfaire plus tard
ses désirs de croissance et de maturité.
« Les conseils psychologiques doivent être gratuits
pour les étudiants. Le conseiller doit être toujours
physiquement et psychologiquement accessible.
Il reste à étudier le nombre de conseillers nécessaires.
« On ne cherchera à juger cet organisme
ni sur la précision des dossiers,
ni sur la complexité de l'organigramme,
mais sur le sentiment qu'aura l'étudiant
d'avoir réussi à élaborer son propre plan d'action ».

La mise sur pied du Centre de Conseil Psychologique

L'organisation du centre de conseil psychologique, le recrutement de son personnel, ses principes thérapeutiques, les recherches qu'on y fit, ses méthodes de gestion, tout cela fut passionnant. Ces douze années - 1945-1957 - furent les plus productives et les plus enrichissantes de ma vie. J'appris à faire en sorte que tout le personnel se sentit libre, responsable du travail, de la prospérité et de l'avenir du Centre. C'est à cette époque que notre point de vue fondamental sur la relation d'aide vint à maturité. Ce point de vue fut développé à partir d'un travail clinique important. Pendant ses dix premiers mois d'activité, le Centre avait déjà traité six cent cinq clients en deux mille huit cents séances et le nombre devait augmenter considérablement par la suite. Ce fut une époque où nous innovions tant du point de vue pédagogique que dans notre gestion très libérale. Ce fut une période féconde en hypothèses de travail et en formulations théoriques. Bien que nos efforts fussent avant tout orientés vers l'action, nos réunions d'équipe et nos relations à l'intérieur de l'équipe furent l'occasion d'échanges affectifs très libres. Ainsi, sans que nous l'ayons consciemment prévu, l'équipe devint un groupe très intime où la personnalité de chacun put se développer. Les étudiants de troisième cycle[8], le personnel administratif et les enseignants avaient voix égale au chapitre, il régnait une atmosphère d'immense liberté et de créativité. Je crois qu'il n'est pas exagéré de dire que quiconque a travaillé pendant au moins un an dans ce climat, garde le souvenir d'une des expériences les plus riches de sens qu'il ait vécue.

L'intimité qui régnait dans notre groupe fut en partie réactionnelle au contexte général de scepticisme, de critique et de forte opposition à notre égard, qui régnait dans l'Université, malgré l'appui solide et la complète liberté que nous laissaient les Doyens Tyler et Strazier. L'opposition provint surtout du Département de Psychiatrie dont les directeurs successifs rejetèrent toutes nos offres de coopération. Par contre nos relations avec le département de Psychologie étaient amicales et devinrent progressivement plus étroites quand James Miller en fut nommé directeur.

---

[8] *(N.d.t.)* - Nous traduisons par cette équivalence approximative le terme américain de *graduate student* (littéralement : « étudiant gradué »). Il s'agit d'étudiants possédant la maîtrise *(mastership)* et préparant un doctorat (Ph. D.).

Quant à moi j'écrivis à cette époque mon livre *Client Centered Therapy* : La psychothérapie centrée sur le client, de nombreux articles et formulai de manière précise mes théories dans un texte que je distribuai d'abord largement sous forme polycopiée puis finis par publier dans le livre de Sigmund Koch : *Psychology, A study of a Science :* la psychologie, étude d'une science.

C'est aussi à ce moment que je pus réaliser mon rêve d'une recherche sur la psychothérapie. Jusque là, je n'avais pu récupérer que quelques miettes de pain pour la recherche, mais, avec l'aide du Dr Miller, nous réussîmes à obtenir une importante subvention de la Fondation Rockefeller qui fut suivie par d'autres fonds. Avec cet argent, nous pûmes coordonner une bonne douzaine de projets différents. Les résultats de ces recherches sont consignés dans le livre *Psychotherapy and Personnality Change :* Psychothérapie et changement dans la personnalité, publié en 1954. D'autres études devaient suivre.

Pendant ces années, j'inspirais les thèses de plusieurs étudiants remarquables qui depuis ont brillamment poursuivi leurs propres recherches. L'équipe et les étudiants m'aidèrent considérablement à progresser comme psychothérapeute et comme administrateur. Ils contribuèrent à l'enrichissement de mes théories sur la psychothérapie et les relations interpersonnelles.

J'aimerais mentionner ici les noms de certains de ceux qui jouèrent le plus grand rôle dans l'évolution de ma pensée et dans mon développement personnel. Je les cite à peu près dans l'ordre chronologique dans lequel je les ai connus : Victor Raimy, Thomas Gordon, E.H. Porter, William Snyder, Donald Grummon, Nicholas Hobbs, Arthur Combs, George Muench, John Butler, Julius Seeman, Oliver Brown, Nathaniel Raskin, Douglas Blocksma, Stanley Lipkin, Bill Kell, Louis Cholden, John

Shlien, Elaine Dorfman, Eugène Gendlin, Gérard Haigh, Richard Hogan, Madge Lewis, Desmond et Rosalind Cartwright, Richard Farson, Godfffrey Barrett-Lennard, Jerome Berlin, Leif Braaten.

Activités professionnelles à Chicago

Ma manière de faire un cours n'a jamais été très orthodoxe, mais, à Chicago, je me ralliai à des thèses de plus en plus révolutionnaires. Progressivement, je fondai mon approche sur l'hypothèse qui est présentée en tête du chapitre sur « l'enseignement centré sur l'étudiant » de mon livre *Client Centered Therapy.* Je postulai qu' « il nous est impossible d'enseigner quelque chose à quelqu'un, nous pouvons seulement faciliter l'apprentissage personnel d'autrui ». Cette hypothèse était essentiellement tirée de mon expérience thérapeutique et je m'efforçai de plus en plus de trouver des méthodes pour la mettre en application. Même dans les cours magistraux, où il semblait nécessaire de présenter quelques données minima, je réussis à trouver des moyens qui donnaient aux étudiants toute liberté pour poursuivre leurs propres buts, pour faire leur apprentissage personnel.

Mes cours devinrent de passionnantes réunions par petits groupes où l'on s'apportait mutuellement des informations complètes sur des sujets d'un réel intérêt. Se retrouver ainsi, libérés, était souvent une expérience traumatisante. Un étudiant hors pair, qui devint plus tard un responsable du Centre de conseil psychologique, quitta mon premier cours en disant d'un air dégoûté à un de ses camarades : « Ce salaud ose se dire professeur ». Cependant, le ferment qu'il avait reçu continua à lever en lui, car il revint plus d'une année après. Le même phénomène se produisit lors d'une conférence à Harvard sur l'enseignement en 1952. Je fis un exposé de dix minutes - « quelques pensées personnelles sur l'enseignement et l'apprentissage » - de façon à introduire une discussion. Pour être introduite la discussion fut certes introduite. Ce fut même une véritable explosion. Cependant les retombées constructives de cet exposé (publié dans *Le développement de la Personne,* Dunod, 1966) se font encore sentir de nos jours.

Bien que je ne veuille pas discuter plus avant cet aspect de mon travail, mon souci de la nécessité d'une révolution dans l'éducation à tous les niveaux est toujours resté le même. J'ai essayé de plus en plus de faire ressortir et de démontrer que nous n'avions pas besoin d'être enseignés, au sens où ce terme est habituellement employé ou défini par le dictionnaire, ce dont nous avons le plus besoin depuis l'école maternelle jusqu'au doctorat (Ph. D.) est une sorte d'introduction intelligente et fructueuse à l'apprentissage personnel.

C'est pendant mes premières années à Chicago que je me suis montré spécialement actif dans la défense et l'organisation de la profession. Je devins Président-élu de l'APA en 1945-46, et président en 1946-47. Ces années d'après-guerre furent des années de grand changement et d'évolution en psychologie et je m'intéressai profondément à la mise au point de la formation clinique, à la constitution de l'American Board of Examiners en psychologie professionnelle[9], et à l'effort continuel pour résoudre les tensions entre psychiatres et psychologues.

---

[9] *(N.d.t.)* - Organisme qui décerne la qualification professionnelle aux psychologues et se porte garant de leur formation.

Pour mon discours de présidence de 1947, je décidai d'essayer de présenter mon point de vue sur l'importance du monde phénoménologique de l'individu comme source de données, et sur la position clef de l'image de soi dans la détermination du comportement. Comme je m'acharnais alors à tirer au clair ces nouvelles idées, cet article - « quelques observations sur l'organisation de la Personnalité » - n'est pas un chef-d'oeuvre de limpidité. Il marqua cependant une percée dans des zones qui sont, depuis, beaucoup mieux connues. À l'époque mes idées ne furent ni comprises ni bien reçues par les psychologues. En fait, il m'en reste un souvenir cuisant. Après avoir prononcé mon allocution dans un très bel auditorium de Détroit, je me retrouvais avec le Président de séance, John Anderson, dans un vestiaire bourré de psychologues et bourdonnant de leurs commentaires. Quand j'entrai, toute les conversations s'arrêtèrent. Le silence était assourdissant, je sentis que j'avais interrompu un feu de critiques. Je reçus très peu de félicitations et c'est seulement au nombre croissant de fois où cet article a été choisi pour les manuels de psychologie que j'ai compris que ce premier essai tâtonnant avait reçu une certaine attention.

Période de détresse personnelle

Vinrent deux années à Chicago qui furent des années d'une intense détresse personnelle. Je peux maintenant me remémorer à froid une époque qui fut très difficile à traverser. J'avais en psychothérapie une cliente très gravement atteinte (elle pourrait être considérée comme une schizophrène) que j'avais traitée à l'Université de l'Ohio, et qui plus tard déménagea dans la région de Chicago et renoua des contacts thérapeutiques avec moi. Je comprends aujourd'hui que je la pris en main maladroitement, oscillant entre une attitude chaude, réelle envers elle et une attitude beaucoup plus « professionnelle » et réservée lorsque je me sentais menacé par l'intensité de sa perturbation psychotique. Je déclenchais ainsi chez elle une intense hostilité à mon égard en même temps qu'une dépendance et qu'un amour qui bouleversèrent complètement mes défenses. Je m'entêtais à penser que je devais être capable de l'aider et je continuais à la revoir, bien après avoir perdu tout pouvoir thérapeutique et pour seulement entretenir ma souffrance. Je reconnaissais que beaucoup de ses prises de conscience étaient plus appropriées que les miennes et j'y perdais toute confiance en moi. En quelque sorte, je cessais d'être « moi-même » dans cette relation. La situation est très bien résumée par un de ses rêves où un chat me déchirait les boyaux en ne voulant pas réellement le faire. Cependant, je continuais à maintenir cette relation, destructrice pour moi, parce que je reconnaissais que sa situation était désespérément précaire, au bord de la psychose et que je me sentais obligé de l'aider. Progressivement je réalisai que j'étais moi-même en train de verser dans une profonde dépression et soudain il s'imposa à moi que je devais m'échapper. Je suis très reconnaissant envers le Dr Louis Cholden, le jeune psychiatre plein de promesses qui travaillait au Centre de Conseil psychologique à cette époque, d'avoir accepté de prendre cette malade en charge sur-le-champ. Peu après, elle sombra dans un accès psychotique avec de nombreuses idées délirantes et des hallucinations. Quant à moi, je revins chez moi et dis à Helen que je devais partir sur-le-champ. Nous fûmes sur la route en moins d'une heure et restâmes absents deux à trois mois, ce que nous pouvons maintenant appeler notre « fuite ». Tout le temps, Helen conserva la tranquille assurance que je m'en sortirais en temps utile, et sa bonne volonté à m'écouter lorsque j'étais capable de parler, me fut d'un grand secours. Cependant, quand nous revînmes j'étais encore assez profondément convaincu de mon incapacité totale en tant que thérapeute, de mon manque de valeur en tant que personne, et de l'absence de tout futur pour moi dans le domaine de la psychologie et de la psychiatrie.

Peu avant mon départ, j'avais entrepris personnellement un traitement psychothérapique avec un membre de notre équipe. Quand je revins, je me dis que mes problèmes étaient trop sérieux pour ne pas effrayer un membre de notre équipe en lui demandant de m'aider. Je suis très reconnaissant à un membre de notre groupe de m'avoir dit simplement qu'il était évident que j'étais dans une détresse profonde, que ni moi, ni mes problèmes ne l'affolaient et qu'il était prêt à m'offrir une relation thérapeutique. J'acceptai, en désespoir de cause, et graduellement arrivai à un point où je pus à nouveau me valoriser et même m'aimer et être beaucoup moins craintif devant l'amour d'autrui. Ma propre attitude thérapeutique vis-à-vis de mes clients est devenue plus libre et plus spontanée depuis cette époque.

À cette époque où j'avais si cruellement besoin d'aide sur le plan personnel, j'ai été heureux de trouver dans les thérapeutes que j'avais formés des personnes de plein droit, indépendantes de moi, et capables de m'offrir le genre d'aide dont j'avais besoin. Depuis, j'ai compris encore mieux que le point de vue que je soutenais représentait la sorte de psychothérapie que je souhaitais pour moi-même. Et quand j'en eus besoin je trouvai cette aide.

Une perspective qui s'élargit

Durant ces années passées à Chicago, j'ai eu de nombreuses occasions d'élargir mes perspectives, tant sur le plan personnel que professionnel. Durant plusieurs étés j'enseignai à l'Université de Californie à Los Angeles, à Harvard, à l'Université de Brandeis et passai un semestre comme professeur invité à l'Université de Berkeley. C'est alors que j'ai donné des démonstrations d'entretien clinique devant un grand groupe, pendant environ dix séances, expérience que, je pense, aucun de nous n'a oubliée.

C'est aussi pendant ces années qu'Helen et moi commençâmes à prendre nos quartiers d'hiver, fuyant le froid et la boue de Chicago, dans différents coins isolés du Mexique ou des Caraïbes où personne ne savait que j'étais psychologue. Là, la plongée sous-marine, la peinture et la photo-couleur devenaient mes principales activités. C'est cependant dans ces lieux où pourtant je n'ai presque jamais consacré plus de quatre heures par jour au travail professionnel que j'ai produit, je crois, la plupart de mes écrits les plus neufs et les plus solides. C'est lorsque je suis seul sans que personne, physiquement ou psychologiquement, regarde par-dessus mon épaule, que je produis mon meilleur travail.

VII. Wisconsin

Je fus invité à venir passer un semestre au Département d'Éducation de l'Université du Wisconsin, au printemps 1957. C'est à Virgil Henick, un dynamique professeur d'éducation que j'avais connu antérieurement et qui allait devenir un de mes meilleurs amis personnels, qu'étaient dues l'initiative et la difficile organisation de cette visite. Ce stage de cinq mois fut fructueux. J'organisai un séminaire pour le personnel enseignant, au cours duquel, j'en ai peur, je restai systématiquement *centré sur le groupe.* Je n'avais pas encore appris à concilier une animation de groupe non directive et un engagement personnel. Cependant ce fut une expérience excitante et inhabituelle pour la plupart des participants. J'organisai aussi un vaste séminaire pour des étudiants du troisième cycle en psychologie, counselling et éducation. Ce fut extrêmement réussi et à en juger par les lettres reçues au fil des années, ce séminaire eut un impact significatif sur la vie des membres. Pendant ce temps, Helen et moi eûmes de nombreux et chaleureux contacts personnels avec les enseignants en éducation et en psychiatrie et avec plusieurs autres psychologues.

Ces mois me laissèrent beaucoup de temps pour mon travail personnel. J'écoutai des douzaines d'entretiens thérapeutiques enregistrés, cherchant les éléments du processus thérapeutique. Je décidai d'en faire le sujet de mon article pour l'APA[10], article demandé à chaque personne recevant la médaille de l'APA que j'avais reçue en 1956. Comme lors de mon discours présidentiel, je bataillai avec des idées naissantes que j'essayais de mettre en forme en temps voulu. Cet article : « Une conception évolutive de la psychothérapie », a suscité, depuis, de nombreuses recherches et la mise au point de nombre d'instruments de mesure du processus thérapeutique. Dans l'intervalle, Virgil Henick oeuvrait, en coulisse, pour me faire nommer à l'Université du Wisconsin. Je l'avais assuré que rien au monde ne me ferait quitter Chicago mais il m'avait poussé à rédiger le projet d'un poste qui me séduirait. Je décrivis un poste impossible : emploi à la fois en psychiatrie et en psychologie, possibilité de former des psychologues et des psychiatres, temps libre pour la psychothérapie et la recherche avec des individus normaux et psychotiques (les deux groupes extrêmes où je sentais que mon expérience était insuffisante) et d'autres exigences irréalisables. À mon étonnement, il réussit à obtenir l'accord de dix Comités différents, grâce à son talent de persuasion et tout fut mis au point selon mes désirs.

---

10 *(N.d.t.)* - Association Américaine de Psychologie.

Ceci me plaça devant un choix difficile. Je savais que je pouvais continuer à Chicago les mêmes lignes de recherches que celles que j'avais suivies jusque là, mais sans aller beaucoup plus loin. Je pouvais continuer à profiter de l'ambiance stimulante du Centre de Conseil psychologique grâce à laquelle j'avais pu développer mes idées ou bien je pouvais me lancer dans un département de psychologie encore sceptique et dans un département de psychiatrie non moins sceptique et essayer d'y diffuser mes conceptions. Je pouvais aussi poursuivre des recherches avec les malades psychotiques, ce qui, à mon sens, devait être ma prochaine étape. De plus, nous pouvions trouver un milieu plus agréable et plus amical. Nous décidâmes donc d'accepter. Les membres de l'équipe du Centre de Conseil psychologique se montrèrent d'abord incrédules puis bouleversés, ils eurent de la peine à comprendre que je puisse partir pensant avoir fait mon possible à Chicago et jugeant le Centre de Conseil une organisation viable et vigoureuse (ce qui s'est avéré exact). Tant pour mon avenir que pour mon développement personnel, le jeu en valait la chandelle, je m'en tins donc à ma décision, malgré leurs protestations.

Ainsi, à la fin de l'été 1957, nous partîmes pour Madison où durant sept années, nous vécûmes agréablement dans une belle maison d'architecture contemporaine, située sur les bords du Lac Monona. Nous nous y fîmes beaucoup d'amis très chers et notre vie personnelle fut des plus plaisantes.

Professionnellement, il y eut des hauts et des bas. C'était la première fois au cours de ma carrière que j'essayai d'être simplement un membre du personnel enseignant et non le chef d'une équipe. Je ne réussis pas trop bien à plus d'un point de vue. En psychiatrie, j'essayai de ne jouer personnellement aucun rôle de leader. Cet effacement volontaire n'était probablement pas tout à fait authentique et mit certains collègues sur leurs gardes. Je fus franchement épouvanté du niveau des résidents en psychiatrie, comparé à celui des étudiants de troisième cycle en psychologie. Cependant, au bout de sept ans, de nombreux changements commençaient à se faire, pour une large part grâce au Dr Robert Roessler, Directeur du Département, pendant presque toute cette période. Le niveau des résidents s'améliorait notablement et le temps que je passais avec eux devenait plus productif pour leur formation. La recherche qui était inexistante à mon arrivée se développait.

En psychologie, j'avais un grand nombre d'étudiants dans mes séminaires, je patronnais leurs travaux et je les appréciais beaucoup. Je m'étais fait peu d'illusions sur les attitudes du département en général qui était avant tout orienté vers le laboratoire et très méfiant vis-à-vis de la psychologie clinique. Mais je m'étais dit qu'il serait fructueux pour les étudiants travaillant avec moi de recevoir également une formation de laboratoire et je croyais qu'il serait possible de se tailler un domaine dans lequel nous pourrions ensemble faire du travail clinique et de la recherche.

Je quitte le département de psychologie

Ce que je ne prévoyais ni ne discernais c'était l'importance que le département en était arrivé à donner à la « rigueur dans les examens ». Une si grande proportion d'étudiants était recalée, que personne dans quelque branche que ce fut, ne parvenait à produire un nombre annuel suffisant de diplômés. Dans le département en tout - et il me fallut des années pour m'en apercevoir - environ un sur sept de nos élèves du troisième cycle, sélectionnés avec beaucoup de soins, parvenait au doctorat. Certains furent recalés, d'autres, des plus créatifs et des meilleurs cliniciens, abandonnèrent, dégoûtés. Je me trouvais ainsi placé dans l'étrange situation d'enseigner des étudiants qui avaient seulement une chance infime (une chance qui n'avait pas grand-chose à voir avec leur mérite) d'obtenir leur titre. Je fis tous les efforts possibles pour transformer ce qui m'apparaissait comme un système à la fois incroyablement éprouvant et stupidement punitif, mais sans résultat. Sitôt qu'une libération était amorcée par une majorité des membres du département, elle était annulée par une nouvelle politique (tout ceci, bien sûr, afin de conserver un niveau élevé). En avril 1963, je me retirai du département de psychologie, gardant seulement ma place au département de psychiatrie. Agir autrement eût été, à mon sens, renoncer à mon intégrité. Pris individuellement, les membres du département de psychologie étaient des gens intéressants et même souvent dignes d'affection. Collectivement ils détruisaient tout ce que je prisais dans le développement des chercheurs et des cliniciens.

Un groupe de recherche

Cependant, je m'étais engagé à fond dans la recherche. Après avoir passé beaucoup de temps à établir les projets et à trouver des crédits, je commençai à rassembler une petite équipe dévouée pour entreprendre la recherche la plus difficile et la plus compliquée de ma vie - une étude sur « l'impact » de la relation thérapeutique sur les malades schizophrènes hospitalisés et relativement chroniques. Pour implanter une telle étude, nous rencontrâmes des difficultés fantastiques, mais à la fin le projet fut lancé. J'aimerais mentionner ici les noms de tous ceux qui contribuèrent à ce travail mais plus de deux cents individus ayant plus ou moins participé à la recherche, il m'est impossible de savoir où m'arrêter.

En organisant l'équipe de recherche, je ne pris pas garde à des défauts qui furent presque fatals. Parce que je me dispersais entre trop d'activités, je ne pus prendre le temps de mettre sur pied une équipe aussi unie sur le plan de la philosophie et des buts du traitement et de la recherche que celle du Centre de Chicago. La tâche était si vaste, il semblait qu'il n'y eut guère de temps pour cela. Bien que mon désir fut de laisser le groupe prendre ses responsabilités, je ne consacrai ni assez d'énergie, ni assez de temps à développer les conditions de cette autonomie au point que l'équipe ne se sentit jamais complètement responsable d'elle-même ni de ses activités.

En conséquence, lorsqu'un des membres importants du groupe se livra à des actes que je jugeai, avec d'autres, non conformes à la déontologie, nous nous trouvâmes sans base solide pour métaboliser l'incident. Il s'ensuivit toute une série d'incidents, alors que j'étais parti passer un an à Palo Alto, ce qui multipliait les problèmes. J'eus personnellement beaucoup de difficultés à croire puis à accepter qu'une personne que j'avais appris à connaître comme collègue efficace et en qui j'avais pleine confiance puisse ainsi se comporter de façon malhonnête.

À cause de l'urgence, j'essayai de récupérer une partie de l'autorité en mains propres, autorité que j'avais librement abandonnée au groupe. Ceci fut aussi une grave erreur. Le tumulte qui suivit, les récriminations, les disparitions dans le matériel de recherche, les malentendus, l'implication de nombreux étrangers dans nos problèmes émaillent cette période, sans doute la plus douloureuse et la plus angoissante de toute ma vie professionnelle. La plus grande partie du travail dut être refaite complètement, sur l'insistance de l'équipe. J'étais d'accord sur la nécessité de recommencer mais restais sceptique, pensant que nous n'aurions ni le temps, ni la force nécessaire à y consacrer. Tout fut cependant achevé et une investigation terriblement complexe que développent et rapportent de très nombreux membres de l'équipe est enfin prête pour la publication. J'espère qu'elle s'avérera valoir la peine causée à autant de gens[11].

Il y eut, heureusement pour mon équilibre personnel, de nombreux événements positifs durant cette période. Deux se produisirent pendant l'année 1960. Je dirigeais un séminaire de dix jours à l'Université de Denver pour des jeunes gens engagés dans le conseil pédagogique et la psychothérapie. Le succès dépassa tous nos espoirs et l'expérience fut des plus enrichissantes.

Après cela, Helen et moi fîmes retraite près d'Estes Park dans un ravissant chalet construit il y a plus de soixante ans et durant cette période de trois semaines, j'assemblai les matériaux de mon livre *Le Développement de la Personne.* Je portais ce livre en germe dans mon esprit et dans mes notes depuis plusieurs années, mais je

---

11 *(N.d.t.)* - Ce travail a depuis été publié sous le titre *The Therapeutic relationship and its impact,* University of Wisconsin Press, 1967.

dus entièrement sélectionner les articles, éliminer les répétitions, composer les paragraphes d'introduction et de transition pendant ces trois semaines de travail intensif. Malgré cela, je trouvais le temps de grimper sur les pics montagneux qui entouraient la cabane, et pris plaisir à voir courir les daims et quantité d'autres bêtes sauvages.

Voyage au Japon

Durant l'été 1961, nous nous embarquâmes pour un voyage au Japon organisé grâce aux gros et patients efforts d'un groupe de Japonais. En cours de traversée, à bord d'un cargo japonais, je préparais les conférences et les séminaires que j'aurais à donner à Yokohama. Je rencontrai Logan Fox, un Américain né et élevé au Japon, mais connaissant très bien mon travail, qui me servit de guide extrêmement disponible et d'ami, ainsi que Mr Endo, un psychologue japonais, qui avait progressivement développé son propre système de relation d'aide et qui fut renforcé dans ses idées quand il fut au courant de mes travaux. Durant une période de sept semaines, je tins cinq séminaires d'une semaine pour des conseillers d'orientation pédagogique, des directeurs d'usine et des personnes travaillant dans le domaine pénitentiaire ou post-pénal, tout en donnant de nombreuses conférences. J'étais très flatté d'être un des rares américains à être venu au Japon grâce à des crédits japonais. Je fis la connaissance de psychothérapeutes très dévoués à leurs clients, je découvris aussi que dans un Japon à la recherche de nouvelles directions et d'une nouvelle base philosophique, mon oeuvre était extrêmement importante. (Je n'en reste pas moins sidéré quand je songe qu'il y aura bientôt seize volumes de mes travaux et articles traduits en japonais). Ce fut un été excitant et laborieux. Nous eûmes de nombreux contacts avec cette culture si largement différente de la nôtre, qu'elle nous semblait difficile à comprendre réellement. Toutefois, dans la relation thérapeutique, je découvrais avec beaucoup d'intérêt que les individus orientaux et occidentaux, semblaient passer par les mêmes processus d'exploration et de réorganisation personnelle.

Une année stimulante

Je passais l'année 1962-63 comme « Fellow » au Center for the advanced Studies in the Behavioral Sciences de Stanford. Ce fut sur de nombreux points une année stimulante et riche d'enseignements. Mais ce qui compta pour moi ce fut avant tout d'entrer en rapport avec deux Anglais, Michael Polanyi, le physicien devenu philosophe des sciences et Lancelot White, l'historien des idées. Je découvris avec joie que la plupart des critiques que je portais sur la philosophie démodée à laquelle la psychologie américaine semblait hélas sacrifier étaient non seulement partagées mais fermement renforcées par ces hommes, qui étaient des savants beaucoup plus compétents que moi en la matière. Je subis une autre influence importante en rencontrant Erik Erikson (un homme admirable dont le simple aspect est thérapeutique) ainsi que plusieurs autres psychanalystes, étrangers ou américains. J'appris d'eux, ce que j'avais au fond soupçonné, à savoir que la psychanalyse en tant qu'école de pensée était morte, mais que par fidélité et autres motifs, personne, à part des analystes très courageux, ne mentionnait ce fait, tout en développant des théories et des directions de travail très éloignées, voire entièrement opposées aux théories freudiennes.

Avant de retourner dans le Wisconsin, j'avais obtenu du Président de l'Université l'autorisation de diriger un séminaire continu interdépartemental sans sanction universitaire, ouvert à la fois aux enseignants et aux étudiants. En quittant le département de Psychologie, je me disais que j'aimerais avoir l'occasion de faciliter un apprentissage réel en sautant par-dessus les barrières de toutes sortes et en se dégageant de l'oppression représentée par les évaluations, grades et diplômes. Pour le premier semestre, je choisis pour thème « la philosophie des sciences humaines », il y eut tellement de demandes que je ne pus accepter que moins de la moitié des candidats, et encore était-ce trop.

En partie du fait du nombre trop important de participants, ce séminaire ne fut pas une entière réussite, mais représenta une expérience pour presque tous et un premier essai de faire sauter les verrous dans le système américain d'enseignement supérieur.

Le Western Behavioral Sciences Institute

Presque à mon insu, j'avais joué un rôle dans la formation aventureuse d'une nouvelle organisation, à l'avant-garde des sciences humaines. Richard Farson, Thomas Gordon et moi avions dirigé un séminaire sur les relations humaines en Californie, au printemps 1958. Parmi les participants, il y avait le Dr Paul Lloyd, un physicien de l'Institut Californien de Technologie qui s'était progressivement et de plus en plus intéressé au domaine des relations interpersonnelles. Après de nombreuses discussions à la suite de ce séminaire, Farson et Lloyd fondèrent le WBSI, une organisation sans buts lucratifs consacrée à une recherche d'inspiration humaniste dans le domaine des relations interpersonnelles et plus particulièrement à l'étude des moyens de produire un changement constructif dans ces relations. Au moment de la fondation, en 1959, j'acceptai, sur leur invitation, de participer au Comité de Direction. Je souhaitais, par là, encourager ce qui m'apparaissait comme une aventure de pionnier dans un domaine où les pionniers sont souvent mal acceptés par les institutions établies.

Dès les premiers jours, Farson, que je connaissais depuis longtemps, me pressait de m'affilier à l'organisation autrement que comme un vague membre du Conseil et de venir m'intégrer à l'équipe, pour tout travail de mon choix.

Je repoussai ces invitations ; en partie à cause d'autres obligations, en outre aussi parce que je continuais à me croire plus utile dans un cadre universitaire. Alors que j'étais à Stanford en 1963, il renouvela au téléphone son invitation, je lui donnai ma réponse habituelle mais plus tard commençai à tourner et à retourner le problème. Que pouvait encore m'offrir l'Université, à ce stade de ma carrière ? Je me rendis compte que dans mes recherches, elle ne m'offrait pas une aide bien particulière ; dans tout ce qui touchait à l'éducation, je devais adapter mes croyances à celles d'un entourage totalement étranger à mes préoccupations. Pour ce qui est de la stimulation, elle venait peu de mes collègues, parce que nous étions trop éloignés les uns des autres quant à nos conceptions et à nos buts. D'un autre côté, le WBSI m'offrait une liberté complète vis-à-vis des contingences bureaucratiques, l'atmosphère stimulante d'un groupe interdisciplinaire avec lequel je fraternisais profondément ; la possibilité de jouer un rôle de formateur sans pour autant être pris au piège dans la jungle anti-éducative du contrôle des connaissances, des programmes, des examens et des diplômes accordés à contrecoeur. Nous en parlâmes ensemble, Helen et moi. Il nous en coûtait de quitter Madison, nos amis et notre délicieux foyer, mais je devais reconnaître que, professionnellement, je pouvais abandonner la vie universitaire, sans trop de regret et m'intégrer, en fait, beaucoup plus complètement dans une « communauté de chercheurs », comme le WBSI. Nous décidâmes donc de franchir le pas et, en janvier 1964, nous commencions une nouvelle vie.

Nos espoirs les plus fous se trouvèrent dépassés. Je n'aurais jamais pu imaginer, par avance, quel serait mon soulagement de me sentir enfin libéré des limitations que m'avait imposées la vie universitaire. Je m'étais toujours arrangé, à peu de choses près, pour en faire à ma tête. Mais je découvrais soudain à quel point en faire à sa tête, en rencontrant scepticisme et opposition, diffère d'une initiative prise dans une atmosphère d'encouragement et de stimulation interdisciplinaire fraternelle. Je me sentais plus inventif, plus productif que jamais. Assez curieusement, j'ai aujourd'hui beaucoup plus de contacts enrichissants qu'auparavant avec des enseignants et des enseignés pleins de fougue. Ceci demande quelques mots d'explications.

Après avoir terminé notre recherche sur les schizophrènes, j'avais le vif désir de travailler sur des individus « normaux » - l'autre extrémité du spectre. Dès 1960, j'avais appris à me servir de cet instrument puissant qu'est l'expérience intensive de groupe (qu'on appelle souvent Séminaire de dynamique de groupe ou T-Group, ou encore groupe de base). Depuis j'ai dirigé des séminaires intensifs de deux à dix jours avec des étudiants, des enseignants, des directeurs d'entreprise, des thérapeutes (psychologues et psychiatres), des fonctionnaires, des responsables d'organisations avec leurs épouses, etc., aux États-Unis comme en Australie, au Japon et en France. Ces expériences ont eu sur les participants un impact étonnant et m'ont beaucoup apporté personnellement. Elles sont en fait une adaptation de mon approche psychothérapique à la formation et au développement de la personne. Elles engagent l'individu aussi bien affectivement qu'intellectuellement, au niveau de ce qu'il ressent autant que de ce qu'il pense. Elles représentent un mode d'apprentissage qui implique la totalité de la personne et qui s'oppose au bourrage de crâne. Elles représentent une expérience intense à l'intérieur d'un groupe plutôt que, comme dans une psychothérapie, une suite espacée de contacts individuels. Actuellement, j'étudie le processus de ces groupes de base et espère pouvoir me hasarder à esquisser une théorie qu'il faudra ensuite vérifier empiriquement.

Quant à mes contacts avec les enseignants, ils se sont multipliés à travers mon activité de consultant au California Institute of Technology. J'y ai passé de nombreuses heures à discuter avec un groupe d'une vingtaine d'enseignants les problèmes de l'éducation : comment préserver et développer la créativité, comment former des hommes plutôt que des techniciens, comment faciliter la formation, comment éviter les effets désastreux du système des diplômes et du bachotage, etc. À un moindre titre, j'ai eu le même type de contacts avec les enseignants du Lewis et Clark College à Portland, et avec un groupe du Sonoma State Collège. Je suis donc, sans aucun doute, comblé et puis explorer à loisir avec d'autres enseignants, les problèmes cruciaux de l'éducation contemporaine.

J'ai aussi la possibilité de poursuivre librement mon autre thème principal de réflexion : l'épistémologie des Sciences humaines. Un premier symposium composé entre autres de psychologues (chercheurs et cliniciens), de physiciens, de philosophes, a été suivi d'un petit colloque auquel ont participé des personnalités connues comme Michael Polanyi. Je n'en parlerai pas ici car les fruits de toutes ces réflexions sont encore à venir[12]. Si j'ai réussi à donner l'impression que ma vie au WBSI est riche de nouvelles directions, de nouveaux défis, d'enthousiasmantes possibilités professionnelles, alors j'ai décrit correctement ma situation actuelle.

Quand, avec Helen, nous quittons des yeux notre patio fleuri pour guetter vers le Nord le déferlement du ressac sur la côte montagneuse, nous nous réjouissons d'avoir eu le courage de nous embarquer pour cette nouvelle aventure qui a donné à notre vie une nouvelle saveur.

---

[12] *(N.d.t.)* - Le colloque auquel il est fait allusion a été publié intégralement depuis sous la direction de W.R. Coulson et Carl R. Rogers, sous le titre : *Man and the Science of Man,* Charles E. Merrill, Columbus, Ohio, 1968.

VIII. Le sens de ma carrière

Un certain isolement

Quel est le sens, quels sont les liens significatifs entre les événements de ma vie professionnelle et ma pensée ? En rédigeant cette autobiographie, je me suis sérieusement posé la question, peut-être pour la première fois, car habituellement je ne suis pas homme à regarder en arrière. Je voudrais ici décrire un certain nombre des significations que je puis extraire de mon expérience.

Je n'ai jamais appartenu à aucun groupe professionnel. J'ai été formé (ou j'ai eu des relations de travail) avec des psychologues, des psychanalystes, des psychiatres, des travailleurs sociaux psychiatriques, des assistantes sociales, des éducateurs, des prêtres, et pourtant je ne me suis jamais senti comme faisant partie de l'un quelconque de ces groupes.

À l'époque où la psychologie s'engageait dans des directions qui ne me plaisaient pas, je me rapprochai des travailleurs sociaux. Quand la psychologie se remit à s'intéresser à l'être humain, je me retrouvai psychologue.

Quand l'Association Américaine de Psychologie (APA) manifesta son intolérance à la psychologie clinique, je démissionnai pour participer de façon très active à une organisation « rebelle » : l'Association Américaine de Psychologie Appliquée qui venait de faire sécession par rapport au courant principal de la profession.

Lorsque certains esprits démocrates s'inquiétèrent d'apporter un changement dans les structures rigides de l'APA, je militai fermement pour ramener la psychologie appliquée dans son sein. Actuellement, la psychologie me paraît pour l'essentiel si stérile que je n'ai pour elle aucun sentiment d'attachement. Si apparaissait une nouvelle profession qui corresponde davantage à ce qui m'intéresse, je la rejoindrais sans autre chose qu'un dernier regard pour la psychologie.

Du fait de cette attitude, j'ai été touché aux larmes lorsque l'APA m'a honoré de la première de ses trois distinctions scientifiques. Les psychologues me considéraient donc au fond comme l'un des leurs. Malgré tout le travail que j'ai pu faire dans les organisations professionnelles de psychologues, bien que j'aie enseigné dans des départements universitaires de psychologie, je ne me suis jamais tout à fait considéré comme tel.

Il est évident que, malgré quelques inconvénients, cette absence d'appartenance m'a laissé toute liberté pour dévier, pour penser de manière indépendante, sans jamais me sentir déloyal à l'égard d'un groupe quelconque.

De peur qu'on ne me considère comme un parfait nomade professionnel, je dois ajouter que les seuls groupes auxquels j'ai *réellement* appartenu étaient des équipes de travail fraternelles, très unies, que j'avais organisées ou contribué à organiser, ou qui s'étaient servi de mes idées pour s'édifier.

C'est ainsi, par exemple, que j'ai pleinement appartenu au Centre de Conseil Psychologique de l'Université de Chicago et qu'aujourd'hui j'appartiens au Western Behavioral Sciences Institute[13]. On peut considérer tout cela comme un signe d'égoïsme. Je mentionne simplement des faits.

J'ai la chance de n'avoir jamais eu de « maître à penser » et je n'ai eu, dans le domaine professionnel, ni à m'assujettir, ni à combattre une image paternelle. De nombreux individus, des organisations, des écrits ont joué un grand rôle dans ma formation mais aucun n'a été dominant. Je n'ai aucune dette intellectuelle ou émotionnelle à l'égard de quiconque, ce qui m'aide à penser pour mon compte, sans aucun sentiment de culpabilité ou de trahison.

J'ai également la chance d'avoir rompu avec ma famille et mes croyances religieuses, proprement et promptement, sans trop d'amertume, ni trop de rébellion. Comme la rupture survenait au bon moment, nos différences purent être mises à jour clairement et n'infestèrent pas secrètement nos relations. Ceci aussi a contribué à me donner confiance en moi.

L'isolement, l'absence de racines que je viens de décrire sont à l'origine d'une sorte de solitude très positive. Pendant des années je me suis répété le proverbe : « Celui qui voyage seul, voyage plus vite ». Je pense que c'est là pour moi un thème central. Je n'ai pas très envie d'être entouré de collègues. Je suis trop impatient. J'aime mieux aller mon chemin, car je sais que si je me trompe, personne ne tiendra compte de mes

---

13 *(N.d.t.)* - Depuis la parution de l'édition américaine de cette *Autobiographie,* Carl R. Rogers a fondé avec certains de ses collaborateurs du WBSI, le Center for Studies of the Person également situé à La Jolla et où il travaille actuellement.

efforts et que si ce que je fais a de la valeur, d'autres y parviendront à leur manière.

De l'indépendance

Je ne me suis jamais posé trop de problèmes quant aux diplômes, examens, titres, promotion etc. Par contre, je me suis souvent posé des problèmes sur mes capacités professionnelles, mes connaissances, la valeur de mon travail ou de mes écrits. Mais je ne me suis jamais vraiment beaucoup fait de soucis pour les examens, les places ou la promotion, en dépit du fait que pendant la grande dépression économique, mes premières places n'offraient aucune sécurité.

J'ai tellement peu cherché à être titularisé dans un poste que par trois fois j'ai déclaré forfait juste avant la titularisation pour entreprendre un nouveau travail qui m'intéressait.

J'ai toujours été intimement persuadé de mes capacités à passer un examen et à répondre aux exigences d'un supérieur. J'ai toujours été certain aussi d'organiser mon travail selon mes vues propres et ce n'est qu'en de rares occasions, à ma naïve surprise, que mes supérieurs ont pensé autrement. Je ne me suis jamais donné pour objectif central de faire plaisir à mes supérieurs. Parfois j'ai été compris d'eux, parfois non. Cela n'a jamais eu pour moi beaucoup d'importance.

Il ne faudrait pas que tout ceci semble extraordinairement suffisant et prétentieux. Je pense plutôt que j'ai eu beaucoup de chance. Je pense très sincèrement que si j'avais été comme les étudiants d'aujourd'hui continuellement évalué, contrôlé, interrogé, si j'avais souvent échoué à mes examens en mon jeune temps, si j'avais dû grimper lentement l'échelle universitaire, mes possibilités de travail auraient été brisées. Je suis très sensible à tout jugement émanant d'une autorité que je tiens pour compétente. On a vite fait de me convaincre de l'inanité et du peu de valeur de ce que je pense et j'aurais pu très facilement et très précocement être écrasé par ces expériences aujourd'hui quotidiennes dans la vie universitaire et professionnelle.

Vers la quarantaine, j'ai acquis peu à peu une confiance en moi difficile à vaincre, mais auparavant des jugements négatifs émanant de personnes compétentes m'auraient presque certainement détruit.

N'appartenant fermement à aucun groupe, je ne me suis jamais engagé dans le courant central de la psychologie. Tout au long de ma vie, la psychologie s'est surtout intéressée à la théorie de l'apprentissage. J'ai toujours été gêné de constater que ce domaine ne m'intéressait absolument pas. Je pense que cela prouve une fois de plus que je ne suis pas vraiment un psychologue, puisque ces recherches si prisées, m'apparaissent comme une succession pompeuse de banalités. À présent que d'autres partagent ce point de vue, j'ose l'exprimer.

À l'avant-garde de la pensée

J'ai une sorte de penchant (ou de don) pour me trouver à l'avant-garde de ce qui est en train de se développer. Je n'ai aucun mérite à cela. Je ne m'y suis jamais efforcé. C'est probablement purement intuitif. En voici quelques exemples.

Je commençais à m'intéresser à la psychologie clinique alors qu'elle n'était qu'une niaiserie, un appendice insignifiant, en marge de la psychologie « respectable ». Je n'espérais pas alors qu'elle deviendrait en vingt-cinq ans le chapitre le plus important de la psychologie.

Je commençais à m'intéresser à la psychothérapie (l' « entretien thérapeutique ») alors que cela ne représentait guère pour quiconque un domaine de recherche et de toute manière un domaine réservé aux seuls médecins. Si alors on m'avait dit qu'en vingt-cinq ans la psychothérapie deviendrait l'affaire de plus d'un tiers des psychologues américains, j'aurais tenu l'opinion pour complètement absurde.

J'eus l'idée dès 1938 ou 1939 d'enregistrer au magnétophone des entretiens thérapeutiques pensant obtenir ainsi des éléments de recherche valables. À l'époque, chaque thérapeute en renom dans le pays tenait la psychothérapie pour impossible si client ou thérapeute se savait enregistré. Je ris parfois quand j'entends même les psychanalystes, alors les plus durs, accepter aujourd'hui d'ouvrir à l'enregistrement et à l'étude objective la sacro-sainte heure analytique.

Je commençais à m'intéresser à la recherche en psychothérapie une vingtaine d'années avant qu'elle ne devînt une mode respectable pour les psychologues et les psychiatres. À l'époque où je commençais à voir dans une théorie du Soi (Self) et de l'image de Soi (Self-Concept) une organisation possible des faits qui émergeaient de mon expérience, je me sentais seul et presque ridicule de revenir à une ligne de pensée qui était morte avec l'introspectionnisme. Je ne présageais pas alors toute la fécondité de la théorie du Soi.

À ma surprise, je découvris en 1951, que la direction que prenait ma réflexion et l'aspect central de mon travail thérapeutique pouvaient légitimement être qualifiés d'existentiel ou de phénoménologique. Il semblait bizarre alors pour un psychologue américain de se retrouver en si étrange compagnie. Aujourd'hui l'existentialisme et la phénoménologie influencent de manière significative notre profession.

Peut-être ces exemples montreront-ils que dans bien des cas, les directions que je me suis senti obligé de prendre ont été suivies par la suite par de nombreux psychologues et psychiatres. Cela me semble curieux.

Il n'est donc pas étonnant, à la lumière de ces expériences, que je considère ce qui m'intéresse aujourd'hui – l'épistémologie des sciences humaines, les conséquences de la prédiction et du contrôle du comportement humain, la puissance de l'expérience intensive de groupe (T-group ou groupe de base), comme destiné à devenir dans les dix ou vingt ans des thèmes centraux de la psychologie.

Découvrir le sens

J'aime à découvrir un ordre dans un vaste et complexe réseau d'expériences. Pour moi c'est une préoccupation persistante. Il me paraît inévitable de rechercher la signification, l'ordre sous-jacent, la logique interne dans tous les domaines qui m'intéressent. J'ai essayé de découvrir une cohérence sous-jacente dans l'ensemble des traitements auxquels les cliniciens soumettaient les enfants et il en est sorti mon livre : *The Clinical treatment of the Problem Child.*

J'ai essayé de découvrir une relation logique entre le travail du psychothérapeute et le processus de changement chez le client. J'ai pris beaucoup de plaisir à écrire mon article : « The Process equation of Psychotherapy » dans lequel j'ai essayé de décrire l'interaction thérapeute-client en termes solides, rigoureux et généraux. Le chapitre dix-huit de mon livre *Le Développement de la Personne* (« Essai de formulation d'une loi générale des relations interpersonnelles ») est une tentative encore plus hardie pour découvrir le schéma logique qui ordonne ce domaine terriblement complexe de la vie. Actuellement, j'essaie de discerner l'ordre qui existe derrière les multiples variations du processus de l'expérience intensive de groupe[14].

J'en suis venu à penser que la recherche empirique comme la théorisation sont essentiellement au service d'une mise en ordre des expériences significatives. Ces activités tirent leur justification de la satisfaction subjective que l'on éprouve et des résultats que souvent l'on obtient, à percevoir le monde comme ordonné et à comprendre les relations logiques qui apparaissent dans la nature.

Deux aspects de ma personne

Une autre préoccupation dominante est, pour moi, la tension et la division que je ressens à l'intérieur de moi-même entre la sensibilité et la subjectivité du thérapeute et l'objectivité rigoureuse du chercheur. Je crains de n'être pas aussi sensible que certains thérapeutes aux moindres nuances de l'expérience humaine. Je suis sûr de ne pas être mû par la seule curiosité comme le sont les meilleurs savants. Et pourtant cette compréhension sensible et

---

[14] Cf. C. R. Rogers, *Le processus du groupe de base.*

subjective et cette curiosité objective et détachée sont deux aspects très réels de ma vie. C'est en tirant profit de la tension intime entre ces deux aspects que j'ai trouvé les ressources pour les contributions que j'ai pu apporter à la psychologie. J'ai, je pense, exprimé le plus clairement cette tension dans mon article « Person or Science ». J'aime profondément à m'immerger complètement dans une relation hautement subjective qui est au cœur même de la psychothérapie. J'aime aussi profondément la précision et la rigueur du chercheur et l'élégance de toute vraie recherche. Si je tente d'abandonner l'un ou l'autre de ces deux aspects de moi, je suis incomplet. Aussi, certains qui me connaissent seulement psychothérapeute sont-ils surpris de me découvrir chercheur. D'autres qui connaissent mes recherches sont surpris d'apprendre que par moments je puis devenir un artiste délicat de la relation thérapeutique. J'apprécie ces deux parties de moi si différentes. Toutes deux sont réellement constituantes de moi.

Une stratégie personnelle

J'ai souvent été ce qu'on appelle un « fauteur de troubles ». C'est que j'ai été impliqué dans toutes sortes de conflits, de batailles professionnelles. Je me rends compte aujourd'hui que j'ai toujours adopté une stratégie qui consistait à sauter l'obstacle. Pendant la deuxième guerre mondiale, Mac Arthur – un grand stratège mais pas un de mes héros favoris, par ailleurs – n'attaquait jamais l'île la plus proche dans le Pacifique-Sud, car il la savait solidement fortifiée et bien défendue, il glissait, au contraire, un détachement vers quelqu'île plus lointaine, la prenait et s'y installait. L'île fortifiée par les Japonais lui tombait alors entre les mains, simplement faute de ravitaillement et de renforts et sans qu'il eût à l'attaquer. Cette stratégie a été intuitivement la mienne dans les batailles professionnelles. Alors que les psychiatres soutenaient que la psychothérapie était un acte médical interdit aux psychologues, je n'ai pas perdu mon temps à discuter mais j'ai tenté d'améliorer la psychothérapie et de renforcer la recherche en psychothérapie. J'avais la conviction que l'argumentation perdrait de sa force si les psychologues *faisaient* de la bonne thérapie et apportaient dans ce domaine, grâce à la recherche, de nouvelles connaissances. Je pense que ce point de vue s'est révélé justifié. Alors que le département de psychologie, à Chicago, maintenait des règles – à mon sens exagérément restrictives – pour l'obtention du doctorat, j'encourageais simplement mes étudiants à s'inscrire au département voisin de « Développement humain ». La psychologie perdant des étudiants, le département s'empressa de libéraliser ses règlements. (À l'Université du Wisconsin, j'eus moins de chance et ne parvins pas à trouver l'île que je pourrais investir. Je dus donc engager des attaques de front contre une structure qui me paraissait antique et punitive et je fus complètement défait). Tout au long de ma vie professionnelle, j'ai pensé qu'il était stupide et dommage de combattre directement pour réaliser mes buts. J'ai préféré de beaucoup établir une tête de pont dans le futur, une tête de pont qui ôterait son sens à la controverse actuelle. Ainsi, par exemple, il ne m'a jamais paru important de convaincre mes collègues de la valeur de mon travail. C'est là un effort futile. Mais intéresser à mon travail les étudiants, ceux qui formeront la prochaine génération d'enseignants et de praticiens, voilà qui m'a toujours semblé de la plus haute importance. Je préfère, en d'autres termes, sauter la génération actuelle et concentrer mes efforts sur la génération montante.

Avoir de l'influence et « faciliter »

Cela est en relation directe avec une autre de mes préoccupations vitales. Je veux apposer ma marque. Je ne suis pas une personne ambitieuse au sens ordinaire du mot. Je n'ai jamais recherché les situations prestigieuses, ni le pouvoir. En fait, chaque fois que j'ai été investi d'un pouvoir, je me suis empressé de le remettre entre les mains du groupe. Mais il est important pour moi d'avoir une influence. Je veux que ce que je fais compte, importe. Je ne suis pas de ces gens qui peuvent théoriser ou faire de la recherche dans leur coin, en se moquant éperdument de savoir si quelqu'un au monde trouve un sens à leur travail. Je tiens absolument à ce que mon travail ait une influence. On peut considérer que c'est bien, ou mal (je pense que c'est les deux), mais, en tout cas, c'est pour moi un fait.

Il faut en rapprocher mon goût pour la « facilitation ». Je prends beaucoup de plaisir à faciliter le développement d'une personne en psychothérapie, le développement d'une interaction productive dans un groupe, ou à servir d' « agent de changement » dans une institution. Je m'en rends compte, mon « sentiment de puissance » vient de ma certitude à pouvoir servir de catalyseur et produire l'imprévisible. C'est passionnant, en vérité. Je pense que c'est un trait de caractère assez rare. La plupart des gens, lorsqu'ils ont atteint un certain statut, essaient de dominer la situation : ils sont brillants en conversation, s'attachent à devenir le centre d'attention dans n'importe quel groupe, ou simplement ne peuvent supporter d'être ignorés. Moi, au contraire, j'apparais sous mon plus mauvais jour si l'on attend de moi un rôle de leader ou simplement de personnage impressionnant. Ma femme peut en témoigner, je me renferme alors dans ma coquille et me comporte comme la personne la plus terne de la compagnie. Si, néanmoins, je suis accueilli comme une personne, par un groupe ou par un individu, et si je puis pressentir une possibilité de faciliter un changement, une maturation (en moi comme dans l'autre) je fais feu des quatre fers et ce que j'exprime attire l'attention pas spécialement sur moi mais sur ce que chaque personne ressent de changement en soi. Je suis récompensé lorsque le sentiment dominant dans le groupe ou l'individu, en me quittant, n'est pas « quel brillant leader ou orateur ou penseur », mais « je me sens changé, en moi-même et dans mes relations avec ma femme ou mes enfants ou mon patron, ou dans mes idées ou dans ce qui m'intéresse professionnellement ». Je donne beaucoup de prix à cette capacité que j'ai de faciliter un changement, de libérer les gens pour leur permettre d'évoluer.

Le plaisir d'écrire

Un autre aspect important de ma vie est le plaisir d'écrire. Enfant timide, j'avais coutume de m'exprimer beaucoup plus librement par écrit que dans le face à face. Mes lettres d'amour à Helen, avant notre mariage, étaient beaucoup plus éloquentes que tout ce que j'aurais pu lui dire de vive voix. J'aimais écrire des histoires, des essais, des vers et même mes devoirs au collège.

Ma participation au « club des débats » au collège me fut bénéfique, ainsi que les cours sur les homélies, au Séminaire, où j'appris à m'exprimer clairement. Mais je tiens avant tout ma manière d'écrire des douze années passées à préparer des rapports sur les enfants examinés ou orientés au Département d'Étude de l'Enfance, puis au Centre de Guidance de Rochester. Souvent il fallait que ces rapports soient rendus dans un certain délai pour une audience de justice ou pour qu'un service put prendre une décision. Afin d'avoir une quelconque influence il me fallait me montrer précis, pénétrant, complet et persuasif dans mes recommandations, clair et assez intéressant pour être lu, et capable de résister au temps. En effet nous devions rester longtemps en contact à la fois avec le service et avec l'enfant. Cette excellente formation accrut mes capacités et fortifia mon goût pour une écriture claire. Au fil des années, j'ai découvert qu'on cherche parfois à mystifier le lecteur. Consciemment ou inconsciemment on essaie de l'amener à penser : « que cette idée est donc complexe ! il me faut relire le texte ». Tout à l'opposé, j'ai toujours cherché depuis l'enfance à être compris. J'aimais communiquer ma pensée clairement et éviter les malentendus. Cette attitude de toujours me caractérise et même mes critiques admettent que mon style est limpide.

Être vulnérable

Plus récemment j'ai appris, comme je l'ai dit, que « le plus personnel est le plus général ». Cette découverte, je crois, a amélioré et mon style et mon expression verbale, partant mon influence. Je me suis mis à comprendre que si je parvenais à abandonner quelques-unes de mes défenses, à m'aventurer dans toute ma vulnérabilité, à exprimer par mon attitude ce qu'il y a de plus intime, de plus personnel, de plus timide, de plus incertain en moi, alors j'obtiendrais d'autrui une réponse profonde, compréhensive et chaleureuse. Si je parviens à exprimer mon être dans sa profondeur, je déclenche une résonance en autrui – qu'il s'agisse d'un individu ou de deux mille personnes. C'est pour moi comme pour autrui un résultat positif. Je me suis mis progressivement à me révéler à autrui avec plus de hardiesse.

Diversité des centres d'intérêt

Un thème important dans ma vie est la sécurité de mon existence personnelle quels que soient les avatars de ma vie professionnelle. Si par hasard on m'interdisait de pratiquer la psychologie, de faire de la recherche, d'enseigner ou d'écrire, ma vie resterait toujours riche et pleine. La relation qui m'unit à ma femme m'assure un soutien qui, à un moment difficile, fut le secours dont j'avais désespérément besoin. Du fait de difficultés sexuelles au début de notre mariage, nous eûmes la chance d'apprendre que s'ouvrir à l'autre sur son problème – même si c'est difficile – est le seul moyen d'améliorer ses relations. Aussi avons-nous vécu heureux ensemble, en nous complétant dans bien des domaines. Elle aime la société alors que j'apprécie la solitude ; elle imagine des voyages et autres entreprises que j'accepte d'abord sans enthousiasme mais auxquels ensuite je prends beaucoup de plaisir ; grâce à elle notre vie n'a jamais été étriquée.

Elle a été une vraie compagne dans tous les sens d'un mot qui malheureusement fait aujourd'hui démodé.

Par ailleurs je m'intéresse à des tas de choses ; comme la photo en couleur. Tous deux nous aimons à faire de la nage sous-marine dans les fonds de la mer des Caraïbes. J'aime jardiner et soigner chaque plante et chaque bourgeon. J'aime construire des mobiles. Je m'intéresse à la peinture et j'ai moi-même manié le pinceau, j'aime la menuiserie. Je m'intéresse aux cultures étrangères et plus particulièrement aux primitifs. C'est assez dire que mon travail professionnel ne représente pas les tenants et les aboutissants de mon existence. Il n'y a pas que cela au monde. Parfois, il m'arrive d'être frappé par l'absurdité de mon acharnement à aider autrui, à terminer une recherche, à écrire un article. Si l'on se place dans la perspective de milliards d'années, de millions d'années-lumière, de trillions de protozoaires marins, de la lutte de milliards d'hommes pour la vie et pour la réalisation de leurs buts, quelle signification peuvent bien avoir les efforts d'un seul individu, à un moment donné. Je puis seulement jouer mon rôle d'unité infiniment petite au sein d'un vaste univers. Voilà qui m'empêche de céder à la vanité.

La chance et une certaine assurance

Enfin, tout au long des années, ma vie a été marquée par la chance, et on la reconnaît aisément à tous les détours de ma carrière. Je ne désire pas feindre la modestie et prétendre que c'est simplement par chance que j'ai réussi. Mais la chance y a été pour quelque chose. Je voudrais illustrer ce point par deux exemples.

Mon livre *The Clinical Treatment of the Problem child* est sorti fort heureusement au moment précis où une place importante était consacrée à la psychologie clinique à l'Université de l'Ohio. C'est pourquoi et en partie par pure chance je fus nommé, dès mes débuts, professeur titulaire et acquis un rayonnement national au lieu de végéter dans un service local.

En 1942, lorsque j'écrivais *Counselling and Psychotherapy*, ni l'éditeur, ni moi n'aurions pu prévoir que cette spécialité minuscule, le conseil, s'enflerait, à la fin de la guerre, en un énorme domaine d'intérêt public. Mon travail parut par chance, au bon moment et me mit encore en lumière, car c'était un des rares livres consacrés à ce sujet.

En essayant dans ce chapitre de décrire les thèmes fondamentaux de ma vie professionnelle, j'ai laissé filtrer, à ma surprise, une certaine autosatisfaction, une certaine assurance. J'ai d'abord pensé que cela ne me ressemblait pas et qu'il me fallait remanier mon texte. Puis en y réfléchissant, je me suis dit que cet aspect très réel de moi-même devait être publié. Quand j'étais jeune, sans doute, je manquais d'assurance, mais ce n'est plus tout à fait le cas aujourd'hui. Je *crois* en ce que je fais, je fais plus confiance à mon expérience qu'à telle ou telle « opinion autorisée ».

Je suis intimement persuadé que les directions que je prends aujourd'hui sont et seront pleines de sens. Fondamentalement, je crois en moi.

À un niveau intellectuel, je sais bien que je puis me tromper et que mes idées peuvent se révéler fausses, que mes recherches peuvent conduire à des impasses. Mais malgré cette largeur d'idées, je crois en moi et en ce que je fais au niveau du sentiment. J'ai cette assurance-là.

Autobiographie de Carl Rogers

Lectures plurielles

Carl Rogers, psychothérapeute

Claudine Blanchard-Laville

Carl Rogers, avec le texte intitulé en français *Autobiographie*, a rédigé de toute évidence une autobiographie professionnelle congruente avec le sens de la plupart de ses investigations qui l'ont amené à chercher à savoir comment changent et évoluent les personnes. Je veux souligner ici le fait que sa manière de décrire sa propre évolution est congruente avec le modèle de compréhension psychologique de la personnalité qu'il a construit. Son intention figure dès la première phrase du texte : « Écrire son autobiographie, c'est, à mon avis, chercher à se décrire comme on se perçoit et tenter de mettre en évidence, directement ou indirectement, les facteurs et les forces qui contribuèrent à la formation de sa personnalité et à son orientation vers une profession ». Il poursuit en insistant d'entrée de jeu sur sa double valence professionnelle : le voici devenu - il écrit ce texte en 1967, il a alors 65 ans - *un psychologue clinicien thérapeute* et *chercheur*. Il reviendra sur ce point qui lui tient à cœur tout à la fin de son récit et l'on peut constater ainsi que ce sont deux aspects de sa personne dont il ne veut, ni ne peut abandonner aucun, « sans se sentir incomplet ». Il apprécie en lui « ces deux parties si différentes », ces deux facettes de lui, dont il pense qu'elles le constituent « réellement ». Il estime en effet que « cette tension et division qu'il ressent à l'intérieur de lui-même entre la sensibilité et la subjectivité du thérapeute et l'objectivité rigoureuse du chercheur » se révèle « une préoccupation dominante » chez lui. « J'aime », dit-il plus précisément, « profondément m'immerger complètement dans une relation hautement subjective qui est au cœur même de la psychothérapie. J'aime aussi profondément la précision et la rigueur du chercheur et l'élégance de toute vraie recherche ».

Je dois dire que je suis très touchée par ces formulations et que je me sens personnellement très concernée par l'expression de cette double orientation ou double préoccupation chez Rogers, cette tension entre la sensibilité clinique et la rigueur de la recherche que je peux aussi ressentir aujourd'hui. Ainsi, par le biais de la mise en avant de cette dualité, je me retrouve d'emblée, tout en travaillant sur le texte autobiographique de Rogers, dans une dynamique d'identification forte avec cet auteur. Osons avouer que j'avais un peu oublié le rôle très important qu'il a joué pour moi dans les années 70 et que ce travail-ci m'a poussée à redécouvrir. Sans doute suis-je d'autant plus sensible à ce type d'écriture que je m'approche de l'âge auquel ce texte a été écrit par Rogers et que je me trouve moi-même dans la perspective de reconsidérer mon parcours passé, tout en étant, comme lui, intéressée avant tout par le présent et le futur. C'est ce qu'il écrit dans la préface au livre de Peretti publié en 1974, *Pensée et vérité de Carl Rogers* : « Assez parlé de ce passé. Le présent et l'avenir restent ma préoccupation essentielle ».

En effet, la lecture du texte autobiographique de Rogers me fait me souvenir qu'avant tous mes passages en psychanalyse, on pourrait dire avant toutes « mes tranches » d'analyse, j'ai baigné, au cours des années 70 à Nanterre, où je venais d'obtenir un poste d'assistante en mathématiques à l'université, dans une atmosphère très marquée par l'influence exercée par Rogers, notamment à la suite du séminaire qu'il était venu faire à Dourdan

(1966) à la demande des membres de l'Association pour la Recherche et l'Intervention Psychosociologiques (ARIP). Je n'étais pas moi-même participante de ce séminaire mais certains de nos « maîtres » en sciences de l'éducation et en psychologie à Paris X Nanterre ont fait partie de cette mouvance qui a invité Rogers en France et qui l'a donc côtoyé, lors de ces journées mémorables de Dourdan (de Peretti, 1974). Par ailleurs, en lisant ses écrits au cours de ces années-là, et notamment son ouvrage en deux tomes, *La relation d'aide*, je ne cessais de me dire intérieurement : « mais oui c'est ça, c'est ça exactement », comme l'on se dit lorsque l'on rencontre une pensée qui vient vous toucher au moment opportun. Je me souviens même que je rêvais d'entretiens thérapeutiques avec Rogers... Notons qu'à l'époque, je ne savais pas encore ce qu'était le transfert !

D'autres transferts plus proches et plus vivants pour moi, si l'on peut dire, ou moins virtuels en tout cas, ont succédé à ces séances « imaginaires » avec Rogers, et d'autres théorisations m'ont plus tard aidée sur un plan personnel, et aussi éclairée sur un plan théorique. Le temps passant, j'avoue que j'avais un peu oublié ce que je devais à cette influence des idées de Rogers et à ce qui traverse de sa personnalité dans ses idées et ses écrits, « influence » qu'il lui tenait tant à cœur d'avoir : « je tiens beaucoup à avoir de l'influence sur les autres mais j'ai très peu d'envie d'exercer sur eux une quelconque autorité ou un quelconque pouvoir », écrit-il, et il revient sur ce point à plusieurs reprises dans son récit. Rassurez-vous, monsieur Rogers, nous sommes nombreux et nombreuses à avoir été influencé/es par vous à cette époque. Mais, pour ma part, je n'ai pas souhaité m'en tenir à un seul « maître à penser » - d'ailleurs, vous non plus, vous l'écrivez - et d'autres influences sont venues par la suite me marquer aussi au cours de mon parcours. Ce n'est sans doute pas une raison pour ne pas reconnaître ce que je vous dois. Car, à ce niveau-là, je dois dire que je me sens quitter mon identification à vous, qui est par ailleurs très importante sur de nombreux points. En effet, je souhaite exprimer ma gratitude aux personnes auxquelles je dois d'avoir avancé dans mon parcours, toutes les personnes auxquelles je dois d'avoir progressé. Ce n'est pas toujours facile de les reconnaître ou de les identifier, car certaines influences restent enfouies et souterraines, elles ne peuvent être explicitées et s'exercent quelquefois à notre insu. En revanche, vous, vous refusez fermement - du moins c'est ce que vous dites en l'écrivant - de reconnaître vos « dettes » : « je n'ai aucune dette intellectuelle ou émotionnelle à l'égard de quiconque, ce qui m'aide à penser pour mon compte, sans aucun sentiment de culpabilité ou de trahison » ; de la même façon que vous semblez refuser de penser que vous ayez pu avoir quelque difficulté que ce soit à vous émanciper de votre famille et de son contexte religieux, cela s'est fait en douceur, d'après vous, au retour du voyage en Chine. « C'est ainsi qu'avec le minimum de douleur, je brisais les liens intellectuels et religieux qui m'attachaient aux miens », notez-vous et « c'est la période capitale où j'ai déclaré mon indépendance par rapport à ma famille ». Le voyage avait duré six mois et sans retour du courrier, vous n'avez pas su que vos changements d'opinion attestés par vos propres lettres « plongeaient [votre] famille dans la consternation ». Va pour l'émancipation, mais je crois bien que vous oubliez de faire le lien avec le fait que vous avez été malade pendant six mois au retour du voyage en Chine, atteint d'un ulcère duodénal. Ne peut-on voir là une manifestation somatique de votre culpabilité déniée ? Mais ceci est une autre histoire. Pour ma part, je ne vous suivrai pas sur ce point de l'absence de dette ; je crois aujourd'hui que l'on peut reconnaître ce que l'on doit et à qui on le doit, et néanmoins penser pour son propre compte, c'est en tout cas ce que je tente de faire. Oserais-je voir dans cette posture que vous affichez une position de toute-puissance ? Vous voulez bien instituer une nouvelle lignée, être à la tête d'une filiation (jeunes thérapeutes et jeunes chercheurs que vous formez) mais vous déniez toute dette à la génération précédente, y compris familiale ; « absence de racines » dites-vous, à un moment donné de votre texte ; comme vous y allez ! Vous vous octroyez ainsi une sorte de position démiurgique sur votre propre évolution. Vous ne témoignez pas que des femmes auraient pu vous apporter de l'aide dans cette aventure, sauf en ce qui concerne Helen, votre « épouse », sorte de compagne-sœur ; votre épouse, qui, soit dit en passant, a dû abandonner sa peinture, donc sa propre activité créative, pour vous suivre dans vos pérégrinations, ce dont vous vous félicitez : « Helen n'abandonnait qu'à contrecœur son travail de peintre publicitaire, mais je l'avais convaincue de la nécessité pour nous d'être ensemble à faire face aux changements intellectuels qu'allait provoquer la poursuite de mes études à l'école graduée. Plus tard, *nous* devions reconnaître que *nous* avions pris là, à notre insu, une sage résolution ». On peut noter le subtil passage du « je » et du « mes » au « nous » qui assimile les deux sujets et annule un éventuel désir autre, de l'autre justement, mécanisme assez courant dans les couples où l'homme créateur se fait Pygmalion de sa compagne. Vous voulez être créateur d'un nouveau monde, mais n'oublions pas que dans votre roman familial, vous vous pensiez enfant adoptif, donc déjà dans un refus de la dette à ces deux parents-là : « je trouvais que mes parents faisaient plus attention au frère qui me précédait qu'à moi. Ce sentiment dut être assez fort, puisque je me rappelle avoir construit une théorie selon laquelle j'étais un enfant adoptif ».

Si je peux me permettre, monsieur Rogers, j'ai repéré quelques indices dans votre texte qui me poussent à proposer cette hypothèse d'une position mégalomaniaque qui aurait soutenu votre organisation défensive, tout du moins jusqu'au jour, assez tardif dans votre vie, vers vos 47 ans, où des facteurs externes sont venus la bousculer et l'endommager sérieusement : mais n'est-ce pas une position privilégiée pour nombre de créateurs, justement, qui sont amenés à créer ou transformer des « créatures », écrivains, ou scientifiques ? J'énonce cette proposition avec tout le respect que je vous dois car vous pourriez être mon père. Vous avez vécu de 1902 à 1987 et mon père a vécu de 1914 à 1998 ; lui aussi adorait contempler les métamorphoses des papillons et aider la nature quelquefois par un petit coup de pouce pour favoriser la création de nouvelles espèces, il n'est pas devenu thérapeute mais enseignant et il a persisté toute sa vie dans cette activité quasi secrète d'entomologiste.

Je vois dans ce souvenir de vos 15 ans, que vous nous racontez de manière très colorée, et dont vous dites qu'il serait à l'origine de votre orientation vers la science, une sorte de scène fondatrice : « Je découvris, dans les bois, à côté de la maison, sur l'écorce sombre et crevassée d'un chêne noir, deux magnifiques papillons de nuit, à peine sortis de leur cocon. Ces merveilleuses créatures vert pâle, aussi grandes qu'un petit oiseau, avec de longues ailes en queue d'aronde tachetées de pourpre auraient intrigué tout un chacun. Elles me fascinèrent ». On vous voit fasciné devant le spectacle de deux êtres vivants, les observant lorsqu'ils accomplissent leur cycle d'évolution et les assistant au besoin en réunissant les couples : « J'accrochai même un papillon femelle sur le toit pour attirer les mâles, (une expérience très réussie) », dites-vous, et en les aidant dans leur série de métamorphoses par l'apport de nourriture aux chenilles lorsqu'elles préparent leur transformation. En somme, vous créez les conditions qui favoriseront l'évolution de ces êtres et leurs changements d'états, en donnant une petite impulsion supplémentaire si nécessaire pour que cela se passe bien.

Ne peut-on apercevoir là les prémices de votre future posture de thérapeute face aux personnes que vous voudrez plus tard aider ? Comme si vous vouliez, elles aussi, les assister dans le développement de leur cycle naturel tout en favorisant le déroulement des choses sans pour autant les faire, ces choses, à leur place. Aujourd'hui, nous savons que vous n'êtes pas devenu le savant entomologiste que vous auriez pu devenir. Votre investissement s'est déplacé vers les êtres humains, c'est eux que vous avez surtout voulu influencer, d'abord comme pasteur, puis comme psychologue et chercheur. C'est sur eux que vous avez souhaité « apposer votre marque ». C'est pour tenter de comprendre cet intérêt pour vos semblables, surtout à travers les groupes, qu'il nous faut faire intervenir une deuxième ligne directrice à mes yeux dans votre façon d'aménager votre curiosité - on dirait aujourd'hui votre pulsion épistémophilique -, la ligne issue de votre place dans la configuration fraternelle de votre famille.

Mais auparavant ouvrons une petite parenthèse pour tenter de donner quelques justifications à ce que nous nous fassions « analyste » à partir de votre récit, pour vous qui n'avez pas eu d'analyste (vos apprentissages, vous les avez faits seul et pas sur le divan) et qui avez pensé en 1962, à la suite d'autres, dites-vous, que « la psychanalyse en tant qu'école de pensée était morte » mais que, « par fidélité ou autres motifs, personne, à part des analystes très courageux, ne mentionnait ce fait, tout en développant des théories et des directions de travail très éloignées, voire entièrement opposées aux théories freudiennes ». Pourquoi chercher alors à analyser plus avant vos propos et ne pas en rester à votre façon de dire les choses ?

D'abord parce qu'il me semble que vous nous y autorisez d'une certaine manière, à nos risques et périls : « je m'efforcerai », annoncez-vous au début de cette autobiographie, « de fournir au lecteur suffisamment de données actuelles pour qu'il en tire ses propres conclusions » ; vous-même en tirerez vos propres conclusions « nous laissant le soin de comparer nos deux points de vue ».

En deuxième lieu, pour la raison qu'il m'apparaît qu'il y eut entre vous et la psychanalyse un énorme malentendu, et que j'ai envie de mettre à jour ce malentendu, comme pour toutes les personnes que je respecte et que j'admire, et que je sens dans un très grand malentendu par rapport à la psychanalyse[15]. En effet, nous remarquons que, lorsque vous soignez votre premier jeune patient, vous dites : « je fis des progrès réels en cherchant à l'aider, et cela, malgré les *théories psychanalytiques dont j'étais alors empli* et que j'expérimentais ». On entend bien là le malentendu : pouvoir conduire une thérapie d'inspiration psychanalytique, ce n'est pas être « empli de théories psychanalytiques » sans avoir expérimenté justement le travail psychique accompagné, et ce, pour son propre compte. Plus loin dans le texte, on comprend que vous amalgamez en quelque sorte un entretien d'inspiration psychanalytique avec « un adroit interrogatoire de type policier où l'interviewer dénonçait les motivations inconscientes… et extorquait les aveux de sa culpabilité » ; bien sûr, il ne s'agissait pas de vous comme intervieweur dans cet entretien, mais vous en profitez pour ajouter : « cela me fit réaliser à quel point je m'étais écarté de toute approche coercitive ou hautement interprétative dans les relations cliniques ». Le rapprochement entre coercitif et interprétatif montre la confusion dans laquelle vous étiez par rapport à ce type de travail thérapeutique ainsi que le qualificatif « hautement interprétatif ». Possible que les psychologues que vous avez fréquentés vous aient ainsi donné une image caricaturale de la

---

[15] J'ai passé de nombreuses années à tenter de dissiper ce malentendu avec mon propre père, et à le convaincre de la validité de cette approche, lui, le rationaliste positiviste, sceptique de surcroît.

psychanalyse, mais n'attribuons pas à la psychanalyse ce que des personnes non analysées peuvent se permettre de faire, en confondant explication des motivations inconscientes et travail psychique.

Enfin, assumons que c'est une méthode de travail que nous essayons d'utiliser pour avancer dans la compréhension de la construction du rapport au savoir de certains créateurs ou écrivains à partir de leurs autobiographies, en ayant recours à une inspiration psychanalytique. Nous cherchons à comprendre ou à percer un peu le mystère de la constitution du rapport au savoir des sujets, et les sujets créateurs qui en plus nous donnent des récits autobiographiques sont réellement de bons candidats pour cette sorte d'investigation. Pour ce qui me concerne, je peux dire que tenter de débusquer les aménagements psychiques d'une personnalité qui a produit une œuvre scientifique d'envergure me paraît constituer une contribution importante à l'avancée de l'épistémologie scientifique. Bien entendu, loin de moi l'idée de réduire l'œuvre théorique à ce type d'équation, de même que cela ne se peut à propos d'une œuvre artistique ou littéraire, mais ne dédaignons pas pour autant cette voie que Freud a ouverte et essayons de révéler quelques-unes des conditions de construction des œuvres scientifiques, notamment quelques-unes des modalités d'aménagement psychique des sujets qui les produisent. J'ai la conviction que cela peut modifier notre représentation de la science dans le sens où cela réhabilite l'importance du sujet créateur et de son psychisme. Sans pour autant modifier l'œuvre en tant que telle mais en lui redonnant peut-être une place plus juste et en lui portant dans l'après-coup un regard plus pertinent.

« La psychanalyse fait-elle autre chose que rouvrir le discours du savoir, pour voir de quel verrou imaginaire il est scellé et celé (malgré la phobie de vérité qu'a contracté le discours de la science) ? Bref, fait-elle autre chose que rouvrir la malle de Newton ? » (Assoun). Justement, ouvrons la malle de Newton, ce n'est pas inutile, mais sachons en même temps que, « si la malle où Newton avait enfermé ses manuscrits secrets est comme l'inconscient de la communauté scientifique, son ouverture doit surmonter les forces du refoulement » (Verlet, 1993).

Refermons maintenant cette parenthèse d'interrogations épistémologiques et acceptons de poursuivre notre analyse. D'entrée de jeu, Rogers nous prévient sincèrement : avec cette autobiographie, pas d'histoire vraie de son passé, il va nous donner quelques faits objectifs et nous proposer quelques « commentaires ». Je ressens ses commentaires comme assez froids, comme débarrassés d'affects et s'efforçant de ne pas laisser traverser ses fantasmes ; une seule fois, il évoquera un « fantasme » lorsqu'il parle de la théorie qu'il s'était fabriquée d'être un enfant adoptif, il dit : « ce n'est que des années plus tard que je découvris la banalité de ce fantasme » ; même dans le moment le plus intense de son texte où il rapporte ce qu'il appelle sa « période de détresse personnelle », il écrit qu'il peut maintenant se la « remémorer à froid ». Sur sa toute petite enfance et sur ses parents, il ne livre que peu de choses. Les éléments qu'il nous donne sont congruents, je l'ai déjà dit, avec sa psychologie du développement. On sent que la psychanalyse anglo-saxonne, pourtant contemporaine, n'est pas passée par là. Nous n'avons aucun élément concernant sa toute petite enfance et sa relation première à sa mère, par exemple. Nous en sommes réduits aux conjectures.

Pourtant, en 1967, au moment même où Rogers écrivait ce texte, Winnicott, lui, écrivait « Le concept d'individu sain » (mais c'était en Angleterre) et nous indiquait : « il y a deux sortes de personnes, ceux qu'on n'a pas " laissé tomber " quand ils étaient bébés et qui, dans cette mesure, sont prêts à avoir le goût de la vie et du vivre. Il y a aussi ceux qui ont subi une expérience traumatique due à un " laisser tomber " de l'environnement, et qui, toute leur vie, doivent garder en eux le souvenir de l'état où ils se trouvaient au moment du désastre [...] Entre les deux extrêmes une large proportion de personnes qui réussissent à cacher un relatif besoin d'effondrement mais qui ne s'effondrent vraiment que si l'environnement présente des caractéristiques favorisant cet effondrement ». Je fais l'hypothèse que Rogers faisait partie de cette dernière catégorie. On a bien la sensation en le lisant qu'il n'a pas été " laissé tomber " comme bébé, mais qu'il a réussi à construire son propre aménagement interne et externe, son environnement, de façon à maintenir l'appareillage défensif qu'il s'était « choisi », sans trop de risque d'effondrement jusqu'à la rencontre en 1949 avec cette patiente psychotique qui le fit basculer. Il décrit une enfance à caractère névrotique assez classique. Enfant scolairement très doué, il entre à l'école directement en cours élémentaire sachant déjà bien lire ; mais c'est un enfant solitaire, différent des autres, perdu dans ses rêveries ; ses épanchements s'effectuent dans ses dissertations anglaises, et il réalise son premier acte d'indépendance envers ses parents au profit d'un transfert pédagogique. « Je me mis bientôt à adorer Mademoiselle Littler, mon institutrice », et « cela se reproduisit en sixième, où Mademoiselle Kuntz m'inspirait une telle dévotion que je restais après l'école pour lui rendre de menus services ». Une atmosphère de refoulement régnait dans la famille : c'est lui qui le dit, avec ces mots-là. Visiblement était de mise effectivement une forte répression de tout ce qui pouvait apparaître d'ordre pulsionnel, ne pas fumer, ne pas danser, ne pas témoigner de préoccupation sexuelle. Lorsqu'il parle de ses parents, il dit : « C'étaient, tous deux, des parents aimants et dévoués consacrant une grande partie de leur temps et de leur énergie à créer une vie familiale qui maintiendrait les enfants dans le droit chemin. Ils étaient passés maîtres dans l'art d'un contrôle subtil et aimant. Je ne me rappelle pas avoir reçu un ordre direct à propos de quelque chose d'important. Et cependant telle était *l'unité de notre famille* qu'il était implicitement entendu que nous ne devions ni danser, ni jouer aux cartes, ni aller au cinéma, ni fumer, ni boire, ni faire montre d'une quelconque préoccupation sexuelle ». D'ailleurs, la famille s'installa à la campagne lors de ses douze ans, et d'après Rogers, avec la raison principale de l'inquiétude de ses parents « devant les tentations et les maléfices de la vie citadine et banlieusarde » pour leurs six enfants. N'oublions pas que Rogers a souffert le premier, parmi les enfants, d'un ulcère de l'estomac précoce qu'il met lui-même en lien avec l'atmosphère contraignante familiale au plan pulsionnel et remarquons son aveu de quasi-ignorance, au moment de son mariage, des affaires de sexe, ainsi que les problèmes sexuels de son couple qui s'ensuivirent ; mais soyons attentifs tout de même à la manière dont il fait état très honnêtement de ces problèmes, tout en les retournant en expérience positive pour le couple : « Helen et moi étions, tous deux, très inexpérimentés quand nous nous mariâmes (bien que je lui aie prêté un livre sur la vie sexuelle et le mariage, ce qui montre à quel point j'avais des idées d'avant-garde) ». Enfin, il témoigne que ses souvenirs à propos de sa mère sont sous l'emprise d'une double injonction quelque peu paradoxale, que je me permettrai de condenser en deux mots, en suivant ses propres commentaires : « élu » et « pécheur ». Élu et séparé des autres, et en même temps porteur de la culpabilité issue de la souillure originelle. On sent à lire ces propos que les interdits dans la famille étaient strictement intériorisés par tous, interdits de verbalisation aussi bien que de pensée ; il semble que c'était le prix à payer pour jouir de l' « unité familiale ». Cette « unité » a marqué Rogers à tout jamais et il n'a cessé de la rechercher par la suite dans tous les groupes qu'il fabriquait, que ce soient des équipes de recherche ou des groupes de rencontre ou des groupes de développement personnel qu'il animait. Cette « unité » qui va jusqu'à faire choisir à tous les enfants Rogers la même université : « Il était simplement entendu que tous les membres de la famille iraient à l'Université du Wisconsin puisque mes parents, mes deux frères aînés et ma sœur avaient tous fait là leurs études ». Rappelons-nous aussi sa sensation « d'intimité » dans un des premiers groupes à leadership non directif auquel il a participé lors d'une première expérience à l'université : « C'était la première fois que je me sentais aussi proche et aussi intime, avec des gens qui n'appartenaient pas à ma famille... nous en vînmes à nous connaître en profondeur et à nous appuyer les uns sur les autres », dit-il. Ou encore : « Ainsi, sans que nous l'ayons consciemment prévu, l'équipe devint *un groupe très intime* où la personnalité de chacun peut se développer ».

Lors de cette enfance, sa forme de solitude malgré la présence des frères l'a conduit à chercher réponse dans les livres, les dictionnaires, les encyclopédies, l'exploration de la forêt et enfin dans les expérimentations biologiques et agronomiques. Notons que sa production scientifique, il l'effectuera solitairement, il le souligne au début et à la fin de son texte. Nous ne sommes pas étonnés alors de voir sa quête largement insatisfaite dans ce contexte ouaté de refoulement de sa famille et voir ainsi se déplacer sa pulsion de savoir du côté scientifique. « Quand je ne trouvais rien d'autre, je lisais l'encyclopédie ou le dictionnaire. Je me rappelle encore certains essais pour obtenir une information sexuelle de cette manière, aboutissant toujours à une impasse au moment crucial ». Si l'on relit l'épisode des papillons, voilà un lieu où, à défaut de réponse, il a pu organiser lui-même la mise en scène de l'activité sexuelle, fût-ce celle des papillons. J'en viens ici à cette dimension d'activité qui le caractérise, ce côté où il se doit d'être leader des groupes auxquels il appartient. Soit qu'ils soient construits par lui ou construits autour de ses idées (« je dois ajouter que les seuls groupes auxquels j'ai réellement appartenu étaient des équipes de travail *fraternelles très unies* que j'avais organisées ou contribué à organiser, ou qui s'étaient servi de mes idées pour s'édifier »), donc un côté actif qui lui permet de contrôler les situations, ce que je relie avec sa place dans la fratrie. Remarquons qu'il se trouve au milieu d'une fratrie de garçons ; deux frères plus âgés et deux frères plus jeunes, une sœur dont il ne parle jamais. D'un côté, un frère aîné qu'il admire, héroïsé et idéalisé (« J'avais vis-à-vis de mon frère aîné, Lester, un véritable culte du héros »), et un autre frère plus âgé que lui, pour lequel il avoue une forte hostilité et rivalité (« Comme on aurait pu s'y attendre, il y avait beaucoup de rivalité et d'hostilité entre ce frère, mon aîné de trois ans et moi »). Par contre, le voilà par la suite, aîné du « trio » qu'il formera avec les deux plus jeunes (cinq et sept ans de moins que lui) : « Malgré cette différence d'âge nous formions un solide trio ». Comme s'il avait eu la nécessité impérieuse de retourner le passif en actif, la domination en leadership, même si celui-ci devait être non directif, dans une posture de grand frère plus que de père. Au fond, l'atmosphère de son enfance familiale le contraint à rechercher cette alchimie subtile qu'il y a connue, je dirais entre solitude et intimité dans le groupe des frères, entre unité aimante et néanmoins contrôle.

J'ai le sentiment difficile à exprimer que Rogers s'est subtilement « arrangé », du moins que son organisation psychique s'est toujours « arrangée » pour prendre des positions dans lesquelles il n'aurait pas à subir les situations mais où il serait en mesure de pouvoir les contrôler à son avantage. Dans ces situations, il a, me semble-t-il, aussi cherché à retrouver une forme d'unité et d'intimité avec des sortes de « frères », ce qui, soit dit en passant, l'a toujours laissé dans une forme d'endogamie, malgré les apparences de ce nomadisme qu'il revendique. Nous savons bien aujourd'hui que ce sont les familles pathogènes les plus difficiles à quitter, en réalité ou même en pensée. Rogers s'est arrangé pour avoir l'impression à ses yeux de s'émanciper totalement de sa famille - nous l'avons entendu lors de sa déclaration d'indépendance au retour du voyage en Chine - alors même qu'il est resté, à un certain niveau, extrêmement tributaire d'une quête d'unité de type familial et en quête de la sorte de lien qu'il a connu dans son premier milieu : on pourrait dire, un lien où l'on est paradoxalement seul dans l'intimité des autres. Mais venons-en au moment crucial où cet aménagement (sur le plan professionnel, il y aurait aussi à souligner le seul accident de parcours qu'il mentionne lorsqu'une personne a effectué des malhonnêtetés qu'il n'aurait jamais soupçonnées dans un groupe de recherche, période la plus angoissante pour lui sur ce plan), aménagement qui lui a permis de passer tous ses examens sans même avoir l'idée qu'il pourrait y échouer, donc un narcissisme jamais effracté véritablement, jusqu'au jour où les perturbations graves de cette patiente, dont il dit qu'elle était schizophrène, lui font enfin prendre contact avec cette mauvaise partie de lui, la partie vulnérable, défaillante, facilement disqualifiée, qu'il avait réussi, on pourrait presque dire, à « tenir en laisse » jusque là. Il confie sa patiente à un autre jeune thérapeute, patiente qui d'ailleurs « sombra dans un accès psychotique » ; « quant à moi », écrit-il, « je revins chez moi et dis à Helen que je devais partir sur le champ. Nous fûmes sur la route en moins d'une heure et restâmes absents deux à trois mois, ce que nous pouvons maintenant appeler notre " fuite " [...] Cependant quand nous revînmes, j'étais encore assez profondément convaincu de mon incapacité totale en tant que thérapeute, de mon manque de valeur en tant que personne, et de l'absence de tout futur pour moi dans le domaine de la psychologie et de la psychiatrie ».

Relions cela aussi au fait qu'il est entré à l'université par la grande porte si l'on peut dire et qu'il s'en félicite car, sinon, il avoue estimer qu'il n'aurait pas résisté aux pressions disqualifiantes qui jalonnent le parcours initiatique de l'impétrant classique à l'université lorsqu'il faut gravir pas à pas tous les échelons. « Je recommande de débuter à l'université au niveau le plus élevé de la hiérarchie. J'ai bien souvent pensé que j'avais eu de la chance d'échapper à la compétition souvent dégradante qui sous-tend l'ascension progressive des échelons universitaires ». Et plus avant dans le texte il avoue : « je suis très sensible à tout jugement émanant d'une autorité que je tiens pour compétente. On a vite fait de me convaincre de l'inanité et du peu de valeur de ce que je pense et j'aurais pu très facilement et très précocement être écrasé par ces expériences aujourd'hui quotidiennes dans la vie universitaire et professionnelle ». Cette patiente, avec la puissance de sa pathologie, a surpris son organisation défensive : « en quelque sorte je cessais d'être moi-même dans cette relation », lâche-t-il. Non, cette formulation est fallacieuse à la lumière de nos connaissances actuelles, ce « moi-même » cohérent et homogène qu'il avait réussi à construire et dont il parle, et qui est aussi sans doute le moi de sa théorie psychologique, est un moi qui n'a pas été travaillé par ses abîmes psychotiques, ceux de toute personnalité, et c'est le noyau psychotique de ce moi qui fait surface sous la pression de facteurs externes exceptionnels. Voilà Rogers en grande détresse, fuyant le péril avec l'aide de sa compagne, mais un jour, il faut bien rentrer à la maison et le voilà au pied du mur de se faire aider, alors même qu'il dit renâcler beaucoup à cela : « L'idée, semble-t-il, ne me serait jamais venue de demander de l'aide à quelqu'un. Cette attitude aussi était, pour moi, caractéristique », énonce-t-il, d'ailleurs à un tout autre propos. Qui va réussir à l'aider ? Comment accepter de se faire aider, lorsqu'on a toujours été dans une posture de toute-puissance ? Et lorsqu'on a toujours été celui qui aide les autres ? C'est là que l'inconscient va nous démontrer qu'il a plus d'un tour dans son sac. Va se présenter à lui une sorte de « fils », jeune thérapeute que lui-même a formé, qui lui déclare que ni lui ni ses problèmes ne l'affolent et qui va le faire « renaître » en quelque sorte. Ainsi, cela ne sortira pas de la famille, et le fantasme d'auto-engendrement pourra être quasiment préservé. Le fils qu'il a fabriqué le réengendre à son tour. À ce niveau du texte, se trouve l'aveu qui est pour moi l'un des plus profonds de ce récit le plus souvent très rationalisant : « À cette époque où j'avais si cruellement besoin d'aide sur le plan personnel, j'ai été heureux de trouver dans les thérapeutes que j'avais formés des personnes de plein droit, *indépendantes* de moi et capables de m'offrir le genre d'aide dont j'avais besoin. Depuis, j'ai compris encore mieux que *le point de vue que je soutenais représentait la sorte de psychothérapie que je souhaitais pour moi-même*. Et quand j'en eus besoin je trouvai cette aide ». Comme s'il avait fallu qu'il « tienne bon » jusqu'au moment où le relais dans la filiation pouvait être pris. Ainsi la boucle est bouclée, le narcissisme est sauf. Et la théorie avec.

décembre 2001

Épilogue
décembre 2002

Au hasard de mes pérégrinations dans les librairies de Dublin durant l'été dernier, à la recherche d'un livre de W.R. Bion en version originale, j'ai découvert un gros ouvrage sur la vie et l'œuvre de Rogers - en fait, les librairies dublinoises sont très peu fournies en livres de psychanalyse mais la psychologie humaniste y est à l'honneur. À défaut du livre convoité, je me suis mise à feuilleter distraitement cet ouvrage. Je me suis vite rendue compte qu'il contenait dans ses premiers chapitres un certain nombre d'écrits personnels de Rogers différents de l'autobiographie sur laquelle nous avions pour notre part essentiellement travaillé. En y regardant de plus près, j'ai constaté que certains de ces textes avaient été écrits postérieurement à l'autobiographie. La curiosité l'emportant, je me suis lancée dans la lecture de ces pages et j'ai été progressivement envahie par une très forte émotion. Plusieurs lectures m'ont été nécessaires pour métaboliser cette émotion ; des lectures espacées dans le temps pour comprendre, à travers ce ressenti, ce qui me touchait tant dans ces écrits de Rogers, nouveaux pour moi. J'ai immédiatement pensé qu'il me faudrait en dire quelques mots à la fin du texte dans lequel j'avais donné ma version de l'analyse de son autobiographie. Je me doutais confusément qu'il me serait impossible de passer sous silence ces connaissances nouvelles, comme si j'avais, en quelque sorte, à rendre justice à cette forte émotion due à cette appréhension nouvelle et à cette évolution de mon regard sur lui ; un peu comme lorsque, après la disparition d'un être proche et aimé, il peut nous arriver de devoir faire des révisions souvent difficiles de notre perception. En l'occurrence, j'ai senti mon identification à Rogers revenir en force, basée notamment sur un sentiment d'admiration pour son évolution, celle qu'il raconte comme se poursuivant jusqu'à l'extrême pointe de sa vie. L'un des articles témoigne en particulier des dix années qui se sont écoulées entre ses 65 et ses 75 ans, décennie dans laquelle il constate qu'il a le plus écrit et publié ; dans cet ouvrage figure aussi un court texte écrit l'année même de sa mort, lors de ses 85 ans.

Je m'en tiendrai ici à dire en quelques mots ce qui m'a si vivement émue en liaison avec ce que j'ai écrit précédemment à propos de son autobiographie. Dans ces textes je constate que Rogers témoigne jusqu'au bout de sa vie d'une capacité étonnante de croissance personnelle dans tous ses liens, son lien à lui-même avant tout, son lien aux autres et au monde et aussi d'une aptitude toujours renouvelée d'apprentissage. L'intitulé de l'un des textes est justement : « Growing old : or Older and Growing », formule difficilement traduisible en français et qui témoigne bien du lien dynamique entre avancement en âge et développement personnel. Je lis aussi que sa capacité à se faire aider semble s'être beaucoup accrue en particulier dans les dernière années de sa vie et en lien avec l'évolution de sa relation à sa femme Helen, notamment lors de la mort de celle-ci ou durant sa longue maladie, et pendant les années qu'il a vécues après sa mort. En devenant plus vigilant vis-à-vis de ses propres besoins, il semble avoir réussi à atténuer son sentiment de grandiosité et ainsi à rejoindre un soi plus authentique sans tomber pour autant dans des sentiments dépressifs (Miller, 1969).

Il relate également avec force sa disposition d'ouverture continue à des idées nouvelles, à des aventures nouvelles dans lesquelles il accepte toujours de prendre de nouveaux risques. Bien sûr, on ne peut s'empêcher de penser que tout cela est soutenu par la réalité du succès de son œuvre et de ses idées, absolument immense à l'époque, et dont il a pleinement conscience. Néanmoins domine le sentiment qu'il a su trouver des appuis authentiques au-delà de l'admiration des autres pour son œuvre.

Au fond, ce dont je veux témoigner à mon tour, c'est qu'à s'en tenir à l'autobiographie écrite par Rogers au cours de l'année de ses 67 ans, on peut avoir le sentiment d'une forme de clôture ou, comme moi-même je l'ai écrit

à la fin de mon texte, d'une boucle qui se serait refermée sur elle-même, ou que j'avais refermée. La découverte de ces témoignages postérieurs à l'autobiographie m'a permis d'ouvrir à nouveau la boucle et de considérer que Rogers n'a cessé d'ouvrir son histoire, en approfondissant sans cesse son rapport à lui-même et aux autres jusqu'au bout ; comme la malle de Newton qu'on ne peut cesser de ré-ouvrir pour la réexaminer encore et toujours, car c'est notre passé qui se re-construit en avançant vers l'avenir.
Notre travail dans cet ouvrage reflète bien l'idée qu'un récit est susceptible d'être éclairé de différentes manières, créant ainsi différentes versions de ce récit. Mais ces quelques lignes personnelles veulent évoquer surtout le fait que, lorsqu'il s'agit du récit de notre histoire, nous sommes à même de le décliner aussi en différentes versions, tout au long de notre vie, à plusieurs moments de notre évolution et ce, jusqu'à l'ultime fin du déroulement de cette vie.

Références

Miller, A. (1996). *L'avenir du drame de l'enfant doué.* Paris : PUF.

de Peretti, A. (1974). *Pensée et vérité de Carl Rogers.* Toulouse : Édouard Privat éditeur.

Rogers, C. (1971). *La relation d'aide et la psychothérapie.* Paris : ESF.

Verlet, L. (1993). *La malle de Newton.* Paris : Gallimard, NRF.

Winnicott, D.W. (1986, 1988 pour la traduction française). Le concept d'individu sain. In *Conversations ordinaires.* Paris : Gallimard, NRF.

Rogers, ou la construction d'un rapport au savoir

Jacky Beillerot

Une première lecture de l'autobiographie n'y suffit pas. C'est au deuxième ou troisième passage que ce court livre, écrit par Rogers en 1967, il a alors 65 ans (il mourra 20 ans plus tard) et traduit en français en 1971, permet de se rendre compte que les mentions relatives aux apprentissages, à l'école ou à l'université, aux examens, aux tests, etc. sont légion. La vie de Rogers racontée par lui-même se confond avec la conquête des savoirs, fort variés au demeurant, d'une personnalité exceptionnelle.

Entrons dans l'univers de l'auteur, à un moment de sa vie qu'il considère comme déterminant. Nous sommes en 1922, il a 20 ans et est étudiant en troisième année de *College*. Il est alors, à sa propre surprise, proposé comme délégué avec neuf autres étudiants pour représenter les États-Unis au Congrès de la Fédération mondiale des étudiants chrétiens qui se tient à Pékin. Il part ainsi en Chine prolongeant son séjour pendant six mois. Il raconte « Nous avions beaucoup d'affinités intellectuelles et nos discussions à bord du paquebot ainsi que nos lectures furent des plus enrichissantes. Quelle chance pour moi que ce voyage. Pendant tout le séjour nous discutâmes avec des gens hautement cultivés et très bien informés » (p. 22).

Rien d'exceptionnel que la passion à cet âge des discussions infinies sur le monde, la vie et l'avenir. Il reconnaît alors qu'il a beaucoup appris des représentants de l'YMCA (*Young Men Christian Association*, puissante organisation protestante de la jeunesse) qui organisent la délégation et avec lesquels il voyage : « Très rapidement mes opinions politiques et religieuses se libéralisaient à la suite de mes contacts avec un large spectre d'opinions et de cultures... Mon horizon intellectuel s'élargit de manière incroyable pendant toute cette période... C'est ainsi qu'avec le minimum de douleur, je brisais les liens intellectuels et religieux qui m'attachaient aux miens » (p. 23).

Ce voyage apparaît dans son itinéraire comme l'entrée dans la vie adulte : loin de son pays, il peut conquérir dans des conditions d'échanges et d'affections vivifiantes, une autonomie de pensée, une liberté réelle. Sans souffrance apparente pour lui-même, il peine à imaginer, comme il le dit, que l'évolution de ses idées dont il rend compte à sa famille, par courrier postal, la plonge dans la consternation. Rien d'un conflit de conscience, rien d'une culpabilité ou d'un déchirement, rien de la tension ou de l'angoisse de celui qui cherche et qui doute. C'est bien ainsi qu'il l'écrit d'ailleurs, page 24. Rogers accomplit sa mue, certes dans des circonstances exceptionnelles (tous les jeunes de 20 ans ne représentent pas leur pays), mais sans celles-ci il y en aurait eu d'autres, comme un papillon, espèce qui l'a beaucoup fasciné dans sa jeunesse. Mais la mue a eu son prix : de retour d'Extrême-Orient, il est malade durant six mois, autant de jours à « naître » qu'à souffrir. Un ulcère à l'estomac, dont on dit qu'il est le symptôme de l'anxiété. Le jeune Rogers est peut-être moins serein qu'il le croit et veut encore le faire croire, 40 ans plus tard.

« J'avais acquis, à travers ce processus, une assurance et une résolution - qui ne devaient plus vaciller - bien avant de savoir que j'entrais en rébellion vis-à-vis de ma famille ». Et il insiste toujours dans cette même page 24 :

« Depuis ce voyage, mes choix, mes valeurs, mes buts, ma philosophie m'ont été personnels et se sont considérablement éloignés du point de vue de mes parents et de mon point de vue premier. Psychologiquement, c'est la période capitale où j'ai déclaré mon indépendance par rapport à ma famille ».

Il faut encore rester un moment sur ce passage, passage dans le livre, passage d'une vie à l'autre.

En très peu de lignes, l'auteur décrit comme dans un roman de formation, un moment clé, un événement et une durée qui assurent sa transformation. Il n'est pas inutile peut-être d'en repérer les ingrédients, non pour en imaginer un protocole de croissance psychique, mais plutôt pour en saisir la dynamique propre.

Un événement d'abord : être choisi comme délégué. Événement merveilleux, inattendu, exceptionnel. On imagine, à l'envers, comment d'autres événements qui constituent des traumatismes, jouent le même rôle de rupture mais dans des conditions de souffrance et non comme ici, de gratification narcissique. Il ne s'y trompe pas d'ailleurs quand il écrit : « À l'annonce de cette nouvelle, je pleurai de joie et de surprise ». On trouve jusque dans ces simples mots l'allusion à un des mythes de l'Occident, « l'annonce et l'annonciation » qui allaient changer le monde de la naissance de son Dieu-sauveur. Mais l'événement heureux (cf. un heureux événement) est aussi une nouvelle, tout à la fois une nouveauté, une intervention dans le cours de la vie ordinaire, une irruption qui ne s'arrêtent pas à elles-mêmes. C'est le commencement d'une action qui se profile, c'est le début de quelque chose par définition inconnu : ce qui va advenir du voyage et du séjour ne saurait s'anticiper. Rogers ne dit rien de son éventuelle hésitation à accepter l'offre : après tout il interrompt ses études, s'en va loin de sa famille à laquelle il est très lié ; c'est encore une nouvelle orientation dans son cursus : il vient juste de quitter les études d'agronomie pour entamer celles d'histoire. « À l'époque néanmoins c'était pour moi chose incroyable, formidable que d'être choisi parmi les étudiants des États-Unis pour participer à une expérience aussi extraordinaire » (p. 22). Saisir la chance n'a sans doute pas été l'objet de délibération, de crainte et de doute (il faudra revenir sur cette composante de son caractère mentionnée plusieurs fois dans l'ouvrage). Grand bonheur pour lui d'être le bénéficiaire d'un tel hasard qui tombe du ciel. Bonheur et fierté, puisqu'il est chargé d'une mission, « représenter » son pays à l'étranger. N'oublions pas la date, 1922. Rogers était trop jeune pour avoir fait la guerre (un de ses frères y a participé), mais nous sommes encore dans un contexte de grande diplomatie internationale, de suprématie orgueilleuse de l'Occident, si bien manifestée par la tenue d'un congrès de chrétiens en Chine, qui restait encore et largement, une terre de mission. Il y a une dimension solennelle dans la proposition qui implique de s'en sentir digne, de se sentir capable d'être digne, une fois là-bas. On imagine ainsi aisément tous les sentiments qui peuvent agiter l'heureux destinataire d'une telle nouvelle, surtout si on y ajoute qu'il ne s'agit pas d'un hasard : il a été choisi, il a été désigné, élu, raison de plus d'en éprouver de l'émotion, de la fierté. D'ailleurs, il s'étonne un instant de ce qui lui arrive, pour nous dire très simplement « devenu plus réaliste, j'ai compris que ma participation très active à l'YMCA, mes bons résultats scolaires et aussi le fait que mes parents avaient la possibilité matérielle de prendre à leur charge presque toute la dépense, expliquaient ce choix » (p. 22).

Un événement donc qui s'offre comme un voyage en terre lointaine, terre exotique et mystérieuse, l'immense Chine, une aventure en somme. Dans les pages où il raconte son enfance, Rogers nous dit que l'aventure, il la connaissait déjà ; il avait en effet souvent éprouvé son esprit d'aventure : par les jeux et le travail sur la grande ferme de ses parents, par l'abondance de ses lectures qui développaient son imagination. Ici encore, on trouve une des composantes les plus constantes des romans de formation (même si cette dénomination peut-être discutée, elle relève de l'histoire littéraire de l'Europe depuis le XVIIe siècle), le voyage, la déambulation sur des territoires, dont l'exploration de la planète pendant deux siècles qui nourrira l'imaginaire collectif. Vision rousseauiste du monde où il s'agit d'apprendre dans le grand livre de la nature.

Troisième circonstance, un voyage avec des compagnons. Rogers témoigne comment le voyage est épreuve de solitude (position qui comme l'aventure lui avait été très familière), comme le manifestent les lectures et le journal quotidien qu'il écrit. Solitude de confrontation à soi, de méditation, d'observation. Solitude qui provient de la sorte de vacance par rapport au travail quotidien, travail intellectuel ou travail physique, les deux avec leur lot de contraintes et d'obligations, et d'une réserve affective : ce n'est pas le moment des passions du cœur et de la chair. Mais une solitude avec des compagnons, une solitude que l'on peut imaginer entre hommes. C'est alors que les échanges, les discussions, les rencontres, les conférences construisent une sorte d'abbaye de Thélème ambulante (femmes en moins peut-être). Un double grand dialogue se développe : celui entre condisciples, américains et étrangers, celui avec les plus anciens qui accompagnent le voyage, des professeurs d'université, généralement. Des conditions de travail en somme, où à la liberté d'un emploi du temps, mais selon les aléas des pérégrinations, se poursuit un dialogue intérieur d'autant plus émouvant que l'auteur n'en connaît pas alors le destin.

Et le voyage arrive à son aboutissement, à son apogée : la mutation affective, spirituelle et intellectuelle du jeune

Rogers. À la fin du voyage il écrit : « Une nuit, dans ma cabine, il m'apparut que peut-être Jésus était un homme comme les autres et non d'essence divine. Comme cette idée se formait et s'enracinait en moi, il devint évident que je ne pourrais jamais rentrer dans le giron de la famille ». Étrange conversion, de chemin de Damas à l'envers, la nuit, sur l'océan. Rogers était devenu un penseur libre et sans doute jamais un libre penseur. Une sorte de laïcisation du dogme qui dès lors le fait écrouler, car si Jésus n'est pas Dieu, que reste-t-il du christianisme ? Rogers en tirera la conséquence, il mettra fin à sa jeune vocation de devenir pasteur. Émancipé de la foi, émancipé de sa famille croyante et pratiquante, assuré de pouvoir penser par lui-même, Rogers se retrouve à 23 ans prêt à affronter le monde.

Mais que s'est-il passé jusqu'alors ? Rogers nous livre quelques éléments de son enfance.

Le jeune Rogers : un excellent élève et un découvreur

Son père était titulaire d'un diplôme d'ingénieur et d'une licence et sa mère avait suivi des cours à l'université pendant deux ans. L'enfant qui naît en 1902, quatrième d'une fratrie de six, est accueilli dans une famille aisée et cultivée. Certes, ses parents, nous dit-il, sont des gens à l'esprit pratique et tous deux étaient plutôt anti-intellectuels, ayant quelque mépris à l'égard des penseurs chevelus. Tous deux travaillaient très dur et croyaient fortement à la vertu du travail. Ils étaient passés maîtres dans l'art du contrôle subtil et aimant, animés d'une foi solide, notamment la mère.

Pour ce qui nous importe, son enfance et sa jeunesse sont placées sous trois modalités : les livres, l'école, les découvertes.

« Je présume que ce furent mes frères qui m'apprirent à lire » écrit-il page 9. Voici donc le petit Carl plongé très tôt dans les livres, bien avant d'aller à l'école. La première relation pédagogique de l'enfant est plus fraternelle que paternelle, par là-même plus égalitaire. Les frères lui enseignent à lire comme dans d'autres fratries les grands initient les plus jeunes, au vélo, à la nage et aux autres exercices physiques. Mais cela signifie que dans la famille Rogers, lire est un fait d'évidence et l'on doit s'adonner à cette activité dès le plus jeune âge.

Un apprentissage de prime enfance dont Rogers usera d'abondance tout au long de sa vie. Ne dit-il pas, dans la même page qu'avant d'aller à l'école, il lisait déjà de lourds volumes d'histoires bibliques ?

« Je me plongeais dans les livres » (p. 10). Il lisait alors des histoires d'Indiens ou de la vie des pionniers, mais aussi l'encyclopédie ou le dictionnaire, soutenu par la curiosité enfantine de découvrir le monde et la nature et plus encore de comprendre les mystères de la vie et de la sexualité. Il lisait tant, dans une famille où le travail manuel était l'essentiel, qu'il s'en sentait coupable. Une culpabilité de ne pas travailler assez aux occupations de la ferme, mais surtout une culpabilité de se construire un autre monde que celui des siens : le monde de l'imaginaire, du rêve, opposé à celui des lourdes contraintes de la vie matérielle ; un monde qui, en plus, est celui des intellectuels fort peu prisés dans la famille. Certes, la maison ne manquait pas de livres ; mais ce sont des ouvrages religieux, des ouvrages scientifiques et techniques notamment d'agronomie que Rogers lit également. Ce sont ces lectures nombreuses et diverses qui alimentent son esprit rêveur et qui commencent à lui donner une identité propre et originale, en même temps qu'une culture variée et solide ; ainsi, il écrit : « La construction d'un modèle expérimental adapté, le principe des groupes de contrôle, le contrôle de toutes les variables sauf une, l'analyse statistique des résultats, tous ces concepts, je les absorbais sans m'en rendre compte, entre treize et seize ans, en lisant » (p. 14).

Lorsqu'il termine l'école secondaire, il reçoit comme récompense 50 dollars avec lesquels il s'empresse d'acheter des livres qu'il emporte lorsqu'il s'installe dans une chambre isolée dans un dépôt de bois où il travaillera tout l'été.

« Je me rends compte que je vivais dans mon monde à moi, fait de tous ces livres » (p. 17). Rogers est un passionné de lecture et le restera toute sa vie. Est-ce une cause ou un effet de solitude d'enfant et de jeune ?

Rogers nous dit le peu de relations sociales qu'il entretenait avec ses condisciples ou avec d'autres adultes que ses parents. Plus tard, la découverte des autres en sera d'autant plus frappante.

Rogers entre à l'école à sept ans. Il nous confie alors plusieurs souvenirs, et en même temps bien peu. Nous savons qu'il entre en cours élémentaire, c'est-à-dire en sautant la première classe. Il est bien heureux de l'affaire, le maître de la première année était un homme au visage sévère, alors que l'institutrice qui l'accueille dont il se souvient encore du nom, est une femme qu'il adore. Il lui arrivera la même chose à son entrée en 6ème où il rapporte sa « dévotion » envers Mademoiselle Kuntz, au point de lui rendre de menus services après la classe au lieu de rentrer, selon la coutume, aussitôt chez lui. Il ajoute même qu'il voit dans cet épisode « ma première petite manifestation d'indépendance » (p. 10). Une notation d'autant plus précieuse que l'auteur ne nous dit pas grand-chose de ses sentiments durant toutes ces années.

Deux images de femmes aimables et aimantes qui contrastent avec la sévère autorité d'une mère qui proclamait souvent deux sentences bibliques, « Sortez du reste des nations et soyez séparés » et « Toute notre rectitude n'est que haillons souillés devant Toi, Seigneur ». Tout à la fois la revendication d'appartenir aux élus, à l'élite, mais savoir aussi que nous sommes irrémédiablement des pécheurs.

Ainsi les premières années d'école sont-elles placées sous le signe des femmes.

Rogers rapporte que s'il a eu une vie scolaire mouvementée, il a fréquenté trois établissements secondaires, il était un bon élève qui travaillait sans difficulté. Il brillait particulièrement en sciences et en anglais où il récolte beaucoup de Très bien. Mais la famille Rogers est bien au-dessus de la moyenne : son père fait venir des agronomes de l'université pour former son personnel aux nouvelles cultures, ce qui signe une démarche d'entrepreneur fort averti. Quant à l'aîné de Carl, il fait la fierté de celui-ci quand il apprend qu'il a obtenu le score le plus élevé au test d'intelligence de l'armée. Carl mentionnera plusieurs fois dans son autobiographie sa surprise de ses très bons résultats d'apprentissage scolaire et universitaire, découvrant ses capacités intellectuelles et ses facilités sans doute assez exceptionnelles. Dès son arrivée à l'école on lui fait passer un bref examen où il lit aussi bien les livres du cours élémentaire que ceux du cours moyen. Il commente en écrivant « On ne fit pas grand cas, ni à la maison, ni à l'école, de cette performance, inhabituelle, je m'en rends compte à présent » (p. 9).

On pourrait être surpris de la naïveté de l'auteur qu'il ne manque pas d'ailleurs de relever plusieurs fois. Naïveté qui va de pair avec son idéalisme, dont témoigne, écrit-il, le journal qu'il tient. Rogers se présente comme un homme modeste, déterminé, on l'a déjà vu dans sa transformation intellectuelle durant le voyage en Chine.

Enfin, Rogers apprend par les activités qu'on lui propose ou lui impose, en même temps que par celles qu'il développe lui-même. Chaque jour il participe aux travaux de la ferme, traire tous les matins une douzaine de vaches, ou labourer l'été à l'autre bout de la propriété « c'était une leçon d'indépendance que d'être mon maître » (p. 15) ; ce qui ne l'empêchait pas en même temps de se promener dans les bois, de découvrir les oiseaux et les animaux.

Puis ce fut, pendant qu'il était en 4ème, à 12 ans, l'autorisation qu'il obtint de quitter l'école pour partir en voyage avec son père, à condition de présenter un compte rendu écrit de son voyage. Le fils croit plus tard que le voyage, faveur exceptionnelle de son père envers lui, avait un but éducatif : compenser sa faiblesse d'esprit pratique en lui montrant ce qu'est la vraie vie.

Ils visitent durant plusieurs semaines des chantiers et il garde un souvenir ému de l'aventure.

Enfin, Rogers se livre à des travaux personnels. C'est le cas de l'élevage de papillons qu'il entreprend vers l'âge de 14 ans pour lequel il nous raconte ses lectures et ses observations, au point d'écrire : « dans un domaine très limité et très spécialisé je devins une sorte de biologiste » (p. 13). Il témoigne là d'une capacité d'autodidacte où il semble exceller autant que dans son travail scolaire : non seulement il apprend, mais il fait et réussit. Une expérience qui lui fera valoriser les pionniers et colore d'une certaine manière toute l'autobiographie : Rogers, malgré sa modestie, n'échappe pas à l'héroïsation de lui-même.

Le Rogers qui arrive dans l'enseignement supérieur à 17 ans a vécu une quadruple expérience depuis son plus jeune âge : le travail physique utile à la vie collective de la famille ; la lecture boulimique de toutes sortes d'ouvrages ; la vie scolaire du très bon élève doué et brillant qu'il est ; enfin l'observation de la nature et des objets techniques.

Tout le prépare à être ingénieur, ou botaniste. Que va-t-il advenir de ce jeune homme solitaire qui le conduira à la rencontre des humains au point de se dévouer à soulager leur souffrance ?

Les années de *College* et d'université

Nous sommes en 1919. Rogers passera sa thèse en 1928, il aura alors 26 ans. Une petite décennie qui décide de sa carrière, de sa vie professionnelle et intellectuelle : comment un probable ingénieur va-t-il devenir un grand psychologue et un grand auteur ?

Regroupons ce qu'il rapporte de sa vie avec ses condisciples, en même temps que nous allons suivre l'évolution de son cursus, avant d'étudier son rapport aux enseignants ou aux maîtres.

Il commence ses études d'agronomie comme tout l'y prédestinait dans l'université voisine de Wisconsin où déjà ses parents et ses frères aînés étaient allés. Il s'installe dans une chambre de la cité gérée par l'organisation protestante de la jeunesse dont nous avons parlé au début de ce texte.

On le voit tout de suite membre d'un groupe d'étudiants agronomes protestants dirigé par un professeur. Rogers nous dit alors : « … je ne sais pas s'il comprenait vraiment ce qu'il faisait en laissant le groupe maître de lui-même, mais il nous donnait (je m'en rends compte maintenant) un excellent exemple de leadership non directif. Laissés à nos propres décisions et à nos propres choix, nous mîmes au point un programme, organisâmes toutes sortes d'activités sociales et culturelles, fonctionnâmes sur un mode démocratique, discutâmes profondément et devînmes un groupe d'intimes » (p. 20).

Certes, la phrase est écrite 40 ans plus tard. Mais Rogers nous raconte l'expérience princeps de sa vie en groupe où l'on trouve tous les ingrédients qu'il contribuera plus tard à si bien théoriser (liberté de parole, exécution d'actions, débat, processus démocratique, discussions de thèmes profonds). Il ne manque même pas la circonstance du hasard : le professeur censé diriger le groupe était, selon Rogers, plein de bonnes intentions mais assez faible. Ainsi, la future et très célèbre non-directivité ne s'invente pas d'un puissant théoricien ou d'un pédagogue de génie, mais advient d'un enseignant débonnaire.

En deuxième année, après un congrès « des étudiants bénévoles », il décide de devenir pasteur et pour se préparer à cet apostolat, il abandonne l'agronomie au profit de l'histoire.

On le retrouve lors de sa troisième année inscrit à une fraternité connue pour son haut niveau, même si cela déplaît à ses parents méfiants à l'égard des sociétés d'étudiants. Mais il dira plus loin qu'il y prit du bon temps.

Cette troisième année le conduit donc à Pékin où il entretient un commerce actif avec ses condisciples et d'autres jeunes du Congrès mondial.

Il retourne chez ses parents où il soigne son ulcère après quelque temps à l'hôpital. Il retrouve sans doute alors sa solitude d'adolescence d'autant plus qu'il travaille dur à la ferme.

Il ne revient finalement à l'université qu'à l'automne de 1922, après ses fiançailles avec Helen.

En 1924 il termine sa licence d'histoire et quitte le *College*. Il se marie.

Il poursuit ses études dans un séminaire libéral (effet du voyage en Chine ?) et très coté. Il se retrouve de nouveau dans un groupe d'étudiants sans enseignant, dont il écrit : « Nous voulions explorer nos propres questions et nos propres doutes et suivre notre propre cheminement. Nous réclamâmes de l'administration l'autorisation d'organiser un séminaire d'études (qui compterait pour l'examen) dans lequel il n'y aurait pas d'enseignant et dont le programme serait composé par nos seules questions. On comprend la perplexité de l'administration devant cette requête que, finalement, elle accepta. Seule restriction, un jeune instructeur devait assister à nos débats, mais sans prendre part à la discussion, sauf demande expresse de notre part » (p. 32).

L'invention se poursuit si l'on ose dire. Témoignage du premier groupe « autogéré » d'étudiants dans une université ! On remarquera surtout la démarche ; une demande ferme et élaborée, une administration ouverte qui négocie, la découverte de ce qui deviendra un moniteur dont la seule présence peut garantir l'exécution des tâches. Mais il s'agit bien d'apprendre sans maîtres, d'apprendre, ici, non pas seul dans son coin, mais d'apprendre en groupe. Nous sommes dans les années 20, et l'affaire nous apparaît encore aujourd'hui d'une grande modernité.

Effet certain de ce travail en groupe, Rogers décide, comme d'autres membres du groupe, à ce moment-là, de mettre fin à son projet de pastorat et s'inscrit au *Teachers College*.

Ainsi, après une enfance et une adolescence très solitaires, sauf dans sa vie familiale, Rogers découvre la vie collective, la vie en groupe, la vie avec des pairs. Manifestement il y trouve un grand plaisir et surtout il y fortifie son autonomie de pensée. Quand il quitte le séminaire, il écrit : « J'avais envie d'un champ d'action où ma liberté de pensée ne serait sûrement pas limitée » (p. 33). C'est un des éléments majeurs de sa vie intellectuelle dont il témoignera plusieurs fois dans l'ouvrage, découvrir par lui-même plutôt que d'emprunter les chemins tout tracés de la pensée des autres. Il écrit aussi dès sa première expérience de *College*, « C'était la première fois que je me sentais aussi proche et aussi intime avec des gens qui n'appartenaient pas à ma famille. L'amitié et la camaraderie qui devaient se développer dans ce groupe d'environ vingt-cinq jeunes furent pour moi quelque chose d'extrêmement important. Nous en vînmes à nous connaître en profondeur et à nous appuyer les uns sur les autres » (p. 20). Ce témoignage mérite un commentaire. D'une part, il apparaît que Rogers ne peut rencontrer réellement des camarades et des amis qu'éloigné géographiquement de sa famille : il lui faut une distance pour prendre de la distance, preuve s'il en est de la prégnance du climat familial ; et l'on rapprochera cette remarque de sa « libération » qui ne peut intervenir qu'à l'autre bout du monde, en Chine (il est alors sans nouvelles fréquentes des siens, ce qui ajoute évidemment à sa liberté, la levée de l'emprise). D'autre part, la connaissance en profondeur dont il parle est la première porte ouverte sur l'inconscient. Discussions de jeunes entre eux qui affrontent les mystères des sentiments, du sens de la vie, et pour ceux-là de l'existence de Dieu. Enfin, il découvre une autre forme de fraternité, la solidarité d'une classe d'âge. Quand on se souvient qu'à la fin de la première année de cette expérience de groupe, il se met à fréquenter assidûment Helen, il n'y a plus de doute : Rogers s'épanouit dans la rencontre et réussit fort bien sa mue.

Rogers a eu, sans doute, souvent une position de leader. Il avait déjà été président de sa classe à la fin de sa scolarité, et on le retrouve dans diverses occasions en position de premier.

En même temps, Rogers est un étudiant assidu aux cours et manifeste sa curiosité en allant au-delà de ses obligations. Il commence pendant sa maladie par s'inscrire à un cours de psychologie alors qu'il étudie l'histoire. Il mentionne la passion qui l'anime à être étudiant au point d'écrire que c'est « une expérience aussi séduisante qu'une aventure amoureuse » (p. 31).

Au séminaire, il suit des cours de sciences humaines qui font intervenir des psychiatres et des psychologues et si le premier enseignement par correspondance ne l'avait guère intéressé (les devoirs étaient fastidieux) ce n'est plus le cas. Il parle d'un climat philosophique passionnant. Très souvent il se remémore pour nous les grandes figures d'enseignants qui l'ont marqué ou la chance qu'il a pu avoir de rencontrer des personnalités exceptionnelles dont certaines deviendront célèbres. Déjà, il nous avait rapporté son expérience d'élève avec quelques-uns de ses professeurs ; mais du *College*, du séminaire et du *Teachers College* où il achèvera sa formation, ses souvenirs sont précis et souvent très intenses.

Une des premières mentions concerne un des professeurs du voyage en Chine qu'il accompagne dans ses tournées dans le sud du pays. Puis, ce sont quelques figures du séminaire, dont celle du directeur qui faisait si bien comprendre que c'était à chaque étudiant de construire sa propre doctrine parce qu'il savait penser en toute indépendance et respecter l'indépendance de pensée des étudiants. Mais c'est aussi la découverte des conférences-débats et le travail en petits groupes qui plaisent beaucoup à notre jeune homme.

Après avoir quitté le séminaire, à la fin de sa deuxième année, il ne reste plus inscrit qu'au *Teachers College* pour y suivre des enseignements de philosophie de l'éducation, de psychologie clinique et de psychopédagogie.

Rogers se joue des examens. En 1924, pour aller dans le séminaire de son choix il avait passé un concours et obtenu une bourse, préférant cette solution à l'offre de son père de payer ses études dans un séminaire plus orthodoxe. On le retrouve ensuite déclarant qu'il passe ses examens sans problème « Je ne m'en faisais jamais, parce qu'il ne me venait même pas à l'idée que je pourrais échouer » (p. 34). Si on ajoute que son score intellectuel aux tests est des plus élevés et qu'il obtient la meilleure note de son groupe à l'examen d'immatriculation du doctorat, on sera persuadé que Rogers fait bien partie de la race des excellents étudiants. Il raconte, pages 34 et 35, deux souvenirs d'échec scolaire, encore que dans le second il réussit quand même. Bref, Rogers n'est pas tout à fait dans la moyenne (il revient sur ce point à la fin de son livre, page 80).

À partir de 1926, il termine ses études après avoir été accepté à l'institut de guidance infantile où il devient interne en psychologie et où il commence sa formation professionnelle. Il soutient une thèse qui développe un test de personnalité pour les enfants, test qui demeurera dans les annales et les pratiques des psychologues.
Rogers est un étudiant zélé, aussi bien capable de travailler seul et d'y trouver un grand plaisir (cf. p. 25), que de s'enthousiasmer de vivre dans un groupe de pairs, ou de profiter de la compagnie d'éminents professeurs. Il témoigne d'une grande indépendance d'esprit et de jugement, un esprit critique sans agressivité apparente. Il se montre sensible à la séduction et à la passion et manifeste, comme en témoigne son attitude devant les examens, une incontestable sécurité intérieure.

Rogers ou une vie consacrée à apprendre et à faire apprendre

Voilà le psychologue Rogers installé à Rochester ; il pose des diagnostics, préconise des orientations pour des enfants de milieux marginaux et conduit des thérapies. « Nous devions vivre avec nos échecs aussi bien qu'avec nos succès, ce qui nous forçait à apprendre » (p. 41).

L'auteur continue d'affirmer sa singularité de pensée, dans la construction d'une philosophie de la personne. Ainsi il affirme page 43 : « Cela me fit réaliser à quel point je m'étais écarté de toute approche coercitive ou hautement interprétative dans les relations cliniques : non par a priori philosophique mais parce que ces types d'approche n'avaient qu'une efficacité de surface ». Belle déclaration de pragmatisme.

C'est à 33 ans, en 1935, qu'on lui confie ses premiers cours au *Teachers College* où il avait fait sa formation. Il s'y découvre bon enseignant ; dans les années qui suivent, tout en pratiquant la psychologie, il met ses talents soit au service du département de sociologie soit au service de la formation des travailleurs sociaux, avant de devenir professeur en titre, en 1940, à l'université d'État de l'Ohio. Ses cours sont très suivis et nombre d'étudiants lui demandent de diriger leur thèse. Il a connu durant ces années le doute de se demander s'il est vraiment psychologue. Parvenu à être professeur d'université il enseigne la thérapie et le conseil psychologique. Ses ouvrages connaissent du succès et (« je commençai à réaliser que j'avais peut-être tiré un point de vue original de mon expérience clinique ») contribuent à le rassurer sur son identité (p. 48). C'est qu'il ne suffit pas à Rogers de bien faire ses métiers, il a manifestement besoin d'inventer, de créer, de s'affirmer dans une singularité exemplaire.

Il innove dans ses façons d'enseigner, en particulier en installant des travaux pratiques de psychothérapie et de conseil psychologique. « Le contrôle » (au sens qu'en donne la psychanalyse) devient, pour la première fois au monde, une partie de l'enseignement universitaire.

En 1945, il accepte de créer un Centre de conseil psychologique pour les étudiants à l'université de Chicago. Il restera à ce poste jusqu'en 1957. Période très féconde en travail, théories, vie collective intense.

C'est à Chicago qu'il développe au plus haut point sa réflexion et sa pratique pédagogiques nouvelles. Il rappelle son postulat de base, qu'il est impossible d'enseigner quelque chose à quelqu'un, on ne peut que faciliter l'apprentissage d'autrui. Ses cours se transforment en réunions par petits groupes « où l'on s'apportait mutuellement des informations complètes sur des sujets d'un réel intérêt » (p. 57). Sans être le premier, Rogers témoigne de la nécessité pour l'enseignant, pour le formateur, d'accepter de lâcher prise, afin que l'apprenti puisse advenir dans sa propre appropriation des savoirs. Rogers devient alors célèbre et enseigne dans plusieurs universités. Il va passer un semestre en 1957 au département d'éducation de l'université du Wisconsin. Il organise un séminaire pour le personnel enseignant et surtout un séminaire pour les étudiants du troisième cycle en psychologie, counselling et éducation. Expérience très réussie et qui se termine par une chaire dans cette université. Il quitte donc Chicago. La bataille fait rage en psychologie entre les expérimentalistes, toujours dominants, et les cliniciens. Rogers est conduit à quitter le département de psychologie et à rester dans celui de psychiatrie : il ne supporte plus le taux d'échec important des étudiants de troisième cycle de psychologie, ayant échoué à faire changer un système très malthusien.

Il sillonne les États-Unis pour faire des séminaires et se rend en 1961 au Japon.

Il accepte de quitter l'université en 1964, pour participer à une communauté de chercheurs qui devait lui garantir un bien meilleur climat de travail. Il écrit, en effet, page 74, à propos de l'enseignement universitaire que son nouveau poste lui permettrait de jouer « un rôle de formateur sans pour autant être pris au piège dans la jungle antiétatique du contrôle des connaissances, des programmes, des examens et des diplômes accordés à contrecœur ».

Rude condamnation des pratiques pédagogiques de l'université, en même temps que Rogers témoigne de ses engagements intellectuels et sociaux. Lui qui s'était joué des examens lorsqu'il était étudiant, est devenu le défenseur de la liberté d'apprendre.

Il ne tarit pas d'éloges sur les bienfaits de sa nouvelle situation qui lui permet de travailler dans un climat amical et stimulant. Il mène de front recherches et enseignements divers.

« C'est lorsque je suis seul sans que personne, physiquement ou psychologiquement, regarde par dessus mon épaule, que je produis mon meilleur travail » (p. 62). Quel est cet œil que Rogers redoute ?

Conclusion

Rogers, dans le dernier chapitre de l'autobiographie s'interroge sur « le sens de ma carrière ». Il suffit d'énumérer les intitulés de paragraphes, pour retrouver les traits saillants de sa personnalité tels qu'il les a mis en mots dans les pages précédentes : un certain isolement, de l'indépendance, à l'avant-garde de la pensée, découvrir le sens, deux aspects de ma personne (tension et division qu'il ressent « entre la sensibilité et la subjectivité du thérapeute et l'objectivité rigoureuse du chercheur »), une stratégie personnelle (ne pas affronter de face les opposants, les contourner), avoir de l'influence et « faciliter », le plaisir d'écrire, être vulnérable, diversité des centres d'intérêt, la chance et une certaine assurance.

Mais il n'est pas interdit de compléter l'autoportrait. Que découvre-t-on du rapport au savoir de Rogers ? Si on accepte notre définition du rapport au savoir comme un processus par lequel un sujet, à partir de savoirs acquis, produit de nouveaux savoirs singuliers lui permettant de penser, de transformer et de sentir le monde naturel et social, alors, on peut repérer comment Rogers s'est révélé non conformiste, farouchement indépendant, revendiquant sa liberté de penser par lui-même, ne se reconnaissant aucune appartenance, aucun maître à penser.

Il se montre militant d'abord de causes sociales et humaines, ensuite d'une psychologie humaniste contre la tendance dominante de l'expérimentation. C'est autour de trois points que l'on terminera l'étude entreprise. Rogers est devenu, croyons-nous, ce qu'il a été, par une alliance forte et dense de trois fils qu'il a su nouer et tisser.

Le premier a été la nécessité profonde de vivre et de penser contre le carcan rigide et sans doute péremptoire de ses parents. Il s'est opposé à leur influence sur lui, il a mis en acte, à plusieurs occasions, son indépendance. Cet affranchissement commencé dès l'enfance par la rêverie a construit chez lui une force d'être, une assurance, une autonomie prononcées. « Fondamentalement, je crois en moi » écrit-il page 92, quelques lignes avant la fin de l'ouvrage.

Le deuxième fil est la richesse de ses apprentissages où la lecture joue un rôle de premier plan et où les savoirs construits par soi-même, y compris les savoirs construits avec les autres, sont toujours supérieurs aux savoirs scolaires.

Troisième direction, le besoin intense de faire son œuvre, de faire sa vie ; pour cela il est capable de sortir des sentiers battus, de sortir des cadres de pensée de son temps jusqu'à devenir le théoricien d'un cadre nouveau pour soigner et enseigner.

Il n'était pas dans le projet de cet article de tout restituer de l'autobiographie ; mais il faut insister sur l'importance pour Rogers de mener de front la production théorique et l'exercice professionnel continu. Il se veut d'abord un praticien avant même que d'être un chercheur.

Ainsi, Rogers a entretenu une activité psychique et cognitive intense avec le savoir des autres et le sien propre, devenant un grand créateur de savoirs destinés aux autres, après avoir pu s'inventer une doctrine propre de l'apprentissage humain.

Rogers : la mère rigide, la patiente psychotique et la vraie compagne

Nicole Mosconi

Après une première lecture de l'*Autobiographie* de Rogers, je me suis dit : il n'y a pas de femmes dans ce récit. Une deuxième lecture plus attentive m'a convaincue de mon erreur, mais m'a menée à m'interroger sur cette première impression ; car il y a plusieurs femmes dans l'autobiographie dont une qui prend peu à peu une place considérable, surtout dans la deuxième partie, c'est Helen, son épouse. Et puis il y a d'autres figures de femmes, plus ou moins marquantes, plus ou moins fugitives. Finalement, j'en suis venue à me dire que le propos juste serait : il n'y a pas de femmes sur le versant professionnel de l'autobiographie, sauf les patientes, il n'y a de femmes que sur le plan personnel. C'est un schéma très classique pour un universitaire américain de cette génération : il n'y a pas de femmes comme enseignantes ou chercheuses à l'université, c'est un univers composé uniquement d'hommes, même si les étudiantes sont déjà présentes, puisque la mère de l'auteur elle-même, sa sœur, son épouse, avaient déjà fait deux ans d'université ; mais, à l'inverse, les épouses jouent un rôle très important, dans l'ombre de leur mari : psychologique, comme conseillères, soutien de l'époux, et social comme élément essentiel des relations que l'universitaire se doit d'entretenir avec son milieu.

L'éducation parentale : la mère rigide

Voyons tout d'abord ce qui a étayé cette première impression d'absence des femmes. Une première chose m'avait frappée : Rogers dit que, dans sa famille, ils étaient six enfants, cinq garçons et une fille ; il parle, même si c'est brièvement, de chacun de ses frères : de ses deux frères cadets surtout, Walter et John : « Celui dont j'étais le plus proche dans la famille était mon frère cadet Walter ». Il précise que ces deux frères avaient cinq et sept ans de moins que lui, mais que, malgré cette différence d'âge, « nous formions un solide trio ». Il nomme aussi son frère aîné, Lester, de huit ans plus âgé que lui. Il dit qu'il avait, vis-à-vis de lui, « un véritable culte du héros » et qu'il était fier de ce qu'il ait eu le meilleur score au test d'intelligence de l'armée. Les deux seuls membres de la fratrie qui ne sont pas nommés par leur prénom au début de l'autobiographie, c'est, d'une part, la sœur, et, d'autre part, le frère qui se situe juste avant lui dans la fratrie et dont il dit « je trouvais que mes parents faisaient plus attention au frère qui me précédait qu'à moi » (p. 8) ; et pour caractériser leurs relations, il parle de « rivalité et d'hostilité », sa jalousie l'ayant conduit à construire un classique roman familial d' « enfant adoptif ». De ce frère, on ne connaîtra le prénom que plus loin, au moment de l'entrée à l'université : « je pris une chambre avec mon frère Ross » (p. 19).

Quant au roman familial, on pourrait le mettre en lien avec ce qu'il nous dit dans la conclusion-bilan de l'autobiographie, qu'il intitule « le sens de ma carrière », où il dit qu'il a côtoyé de nombreux groupes professionnels sans jamais s'être « senti comme faisant partie de l'un de ces groupes » (p. 77) et qu'ainsi il a pu « penser de manière indépendante, sans jamais me sentir déloyal à l'égard d'un groupe quelconque » (p. 79), point qu'il associe spontanément avec la rupture d'avec sa famille et les croyances religieuses de celle-ci. Ainsi il se présente comme quelqu'un qui a toujours refusé d'être affilié ou de se sentir identifié à un groupe, à une famille intellectuelle. Tout comme il a refusé de se reconnaître comme le fils de ses parents, il a refusé de rattacher sa pensée à celle d'un autre penseur ou d'un groupe qui pourrait avoir fonction de figure paternelle pour lui : « j'ai la chance de n'avoir jamais eu de " maître à penser " et je n'ai eu, dans le domaine professionnel, ni à m'assujettir, ni à combattre une image paternelle » (p. 79). Tout comme l'enfant bâtard, il se dit sans filiation, sans racines : « l'isolement, l'absence de racines que je viens de décrire sont à l'origine d'une sorte de solitude très positive » (p. 79) : il s'est toujours pensé comme un enfant sans père.

De la fratrie, la seule dont Rogers ne nous dit rien, c'est sa sœur. On peut, par déduction, supposer qu'elle était la deuxième de la famille. Mais d'elle, pas un mot. On ne saura jamais son prénom. On saura juste, page 19, qu'elle a été à l'université de Wisconsin, comme les deux parents et comme les deux frères aînés. Ce silence m'interroge. Peut-être est-elle, dans son psychisme, identifiée à la mère et englobée dans son conflit avec celle-ci ?

Je mets en relation cette absence de la sœur avec un autre élément qui m'intrigue, à propos de ses enfants. La naissance de son premier né est annoncée avec une certaine solennité : « Notre premier enfant David, naquit en 1926 et nous ressentîmes toutes les joies, les appréhensions et les satisfactions que l'on trouve à s'occuper de son premier né ». En revanche, on observe un certain silence sur la cadette. Page 38, il est dit : « David avait deux ans et notre second était en route ». De ce « second », il ne sera rien dit de sa naissance, ni le sexe ni le prénom ne seront précisés. Il faudra attendre la page 50, où les enfants sont déjà adolescents, pour découvrir que ce second enfant était une fille prénommée Nathalie.

En ce moment du récit, Rogers anticipera sur leur avenir pour préciser que le fils David fera une « carrière brillante » de médecin et que Nathalie « devait témoigner d'une vive sensibilité artistique [comme sa mère ?], s'intéresser à l'enseignement du dessin et à la psychologie [comme son père ?] » et « a continué à s'intéresser à tout cela, y ajoutant les responsabilités d'épouse et de mère » ; on ne sait pas si David a une épouse et ce qu'elle fait, mais on sait que Nathalie a pour époux un « très actif professeur » avec qui « elle a collaboré ». Manifestement, à la génération suivante encore, les positions de l'homme et de la femme ne sont pas symétriques et égales. Les hommes sont « brillants » et les femmes sont des épouses, « collaborent » avec l'époux ou n'existent pas.

Revenons maintenant à ses parents à lui. Ce qui m'intéresse surtout, c'est le personnage maternel. Mais auparavant je remarquerai la manière insistante dont il associe ses deux parents pour décrire l'éducation qu'ils ont donnée à leurs enfants : « C'étaient des parents aimants et dévoués consacrant une grande partie de leur temps et de leur énergie à créer une vie familiale qui maintiendrait les enfants dans le droit chemin » (p. 8). Le « droit chemin » ne s'atteint que par une éducation très puritaine, fondée sur des interdits, d'autant plus rigoureux qu'ils ne s'énoncent pas : « il était implicitement entendu que nous ne devions ni danser, ni jouer aux cartes, ni aller au cinéma, ni fumer, ni boire, ni faire montre d'une quelconque préoccupation sexuelle ». En somme tous les plaisirs sont péchés et c'est avec raison qu'il parlera plus loin de « l'atmosphère ouatée de refoulement dans laquelle nous fûmes élevés ».

Un autre aspect auquel Rogers accorde une grande importance est la valorisation du travail. Les parents « croyaient fortement à la vertu du travail. Il n'y avait rien pour eux qui ne puisse s'arranger en travaillant ». Ainsi lorsque Rogers dut arrêter ses études universitaires pour soigner son ulcère à l'estomac, le travail universitaire fut remplacé par « un dur travail physique » dans un magasin de bois, car « je partageais alors le point de vue de mes parents et croyais que le travail remédiait à tous les maux y compris mon ulcère » (p. 26).

Cette valorisation du travail entraîne un autre interdit : celui de la lecture. Il résulte de l'opposition qui préside à la conception des parents entre le travail (la pratique) qui suppose de garder « leurs deux pieds sur terre » (p. 7) et l'intellect qui renvoie au mépris du « penseur chevelu » (p. 8). Cette foi en la « vertu du travail » et ce « mépris » de l'intellectuel amenaient les parents à poser des règles très strictes pour la lecture : « Avoir son nez dans un livre, sauf peut-être le soir, n'était ni bien, ni pratique, ni du travail sérieux ». Ainsi, dans ces vies entièrement tournées vers le travail, est posé un interdit de lire, qui ne souffre d'exceptions que dans les moments concédés à la détente, l'activité de lecture étant considérée comme une activité de loisir improductive et futile.

Or, c'est peut-être là la première « dissidence » de l'enfant à l'égard des règles parentales : dès qu'il sait lire, bien avant d'entrer à l'école, il lit « de lourds volumes d'histoires bibliques » et, dès qu'il fréquente l'école, il dit « je me plongeais dans les livres, des histoires d'indiens ou de la vie des pionniers », ou, lorsqu'il ne trouve rien d'autre, « l'encyclopédie ou le dictionnaire », où il cherche, entre autres, cette « information sexuelle » que barre l'interdit parental. Mais, plus largement, Rogers présente très explicitement ses lectures comme une transgression et une protestation indirecte contre le travail qui lui était imposé : « Ces lectures me rendaient coupable bien souvent. Lire était échapper à ma part de travail ménager ou oublier, délicieusement, tout ce qu'on m'avait dit de faire » (p. 10). Cette lecture interdite le matin et tolérée le soir représente un interdit d'une telle force qu'il vit encore en lui par-delà l'enfance, il le constate, non sans une certaine ironie : « des années plus tard, devenu professeur de faculté, il m'arrivait de me sentir vaguement coupable parce que j'était assis, en train de lire un livre, le matin » (p. 10).

D'autre part, ces lectures interdites qui permettaient d'oublier « délicieusement » le travail assigné sont mises en lien avec le fait qu'il « était un gamin rêveur » (p. 10), et même « perdu dans [ses] rêveries », distraction que les autres membres de la famille brocardaient en l'appelant « le Professeur Nimbus ». Face à la valorisation de l'esprit pratique et terre à terre des parents on peut voir dans la rêverie, comme dans la lecture, une manière de s'abstraire de la vie familiale et de « déclarer son indépendance » (p. 24) par rapport à elle.

On pourrait aussi rapprocher de cette constatation une autre remarque : « c'est lorsque je suis seul sans que personne, physiquement ou psychologiquement, regarde par-dessus mon épaule, que je produis mon meilleur travail » (p. 62). À travers cette remarque, on pressent combien devait être pénible à l'enfant cette promiscuité familiale et combien devaient être pesantes cette surveillance et cette pression constantes exercées par les parents ou les frères et la sœur (?). L'insistance que l'on voit sans cesse marquée sur la solitude et l'isolement est sans doute la contrepartie de cette vie familiale extrêmement dense et contrôlée.

L'autorité n'est pas abusive pourtant. Il n'y a pas de contrainte directe et d'injonction explicite : « Je ne me rappelle pas avoir jamais reçu un ordre direct à propos de quelque chose d'important ». Les interdits ne sont pas formulés explicitement, ils sont implicites, comme on l'a vu plus haut, ils s'imposent d'eux-mêmes, car les parents « étaient passés maîtres dans l'art d'un contrôle subtil et aimant », imposé au nom de « l'unité de la famille » (p. 8).

N'est-ce pas une remarquable définition de l'influence dont Rogers nous dit que c'est un des enjeux centraux de sa vie : « il est important pour moi d'avoir une influence » (p. 87) ? Comme ses parents, Rogers n'aime pas exercer un pouvoir explicite et n'a pas recherché les situations de pouvoir : « chaque fois que j'ai été investi d'un pouvoir, je me suis empressé de le remettre entre les mains du groupe » (p. 87), il n'aime pas donner des ordres. Ce qu'il aime, c'est « apposer (sa) marque », comme ses parents ont apposé la leur sur lui, quoi qu'il en dise, par ce « contrôle subtil et aimant ».

On peut se dire aussi que ce type de contrôle désarme l'agressivité, qui devient illégitime vis-à-vis de ces parents si aimants. On la voit alors se détourner des parents et se déplacer sur les relations fraternelles : « on y maniait volontiers l'humour non sans une certaine méchanceté. Nous nous taquinions sans pitié et il me fallut attendre l'âge adulte pour découvrir que ces taquineries n'étaient pas un condiment indispensable des relations humaines » (p. 9).

Mais si la « marque » des parents ensemble est forte, on peut montrer que celle de la mère, en particulier, ne l'est pas moins. On pourrait d'abord penser que la rupture a été complète entre eux : « ma mère était très croyante et son point de vue devait devenir de plus en plus rigide avec l'âge » (on verra que s'opposent à cette rigidité la souplesse et la douceur de l'épouse Helen). Par là est annoncé ce qui va le séparer de cette mère, après le voyage en Chine, et plus encore quand il va renoncer à son projet de devenir pasteur. On sent là, dans cette rigidité qui la fixe à une religion sévère et ascétique, un divorce profond entre la mère et le fils et une impossibilité d'être compris et accepté d'elle dans l'évolution qui a été la sienne.

Par rapport à cette rigidité religieuse, la mère pèse plus que le père. Malgré le soin que Rogers met souvent à dire « mes parents » et à souligner leur union dans l'éducation des enfants, il n'en reste pas moins de subtiles différences. Le père aussi était croyant, il tenait aux prières familiales et à la fréquentation de l'église, « mais il y mettait moins de sentiment », sa religion est moins pesante que celle de la mère. De même, les interdits viennent des deux parents, mais là encore la rigidité du père semble moindre : c'est grâce à lui que jurer n'était pas aussi tabou que les choses énumérées plus haut, car lui-même succombait par moments à ce travers ; autrement dit, quand il y a quelque chose qui pèse moins lourd, c'est toujours grâce au père et non à la mère. Sa « vertu » est moins irréprochable et donc moins culpabilisante pour le fils que celle de la mère. Et puis c'est lui qui l'emmène faire un voyage « entre hommes » quand il a douze ans pour le sortir de ses rêveries, faveur réservée à lui seul de tous les enfants et dont il nous dit le plaisir qu'il lui a procuré en lui faisant aimer « les chants des dockers nègres de la Nouvelle Orléans » et « les huîtres crues » (pp. 11-12).

Mais paradoxalement, à cette rigidité soulignée de la mère, il ajoute un élément qui, sous le prétexte de donner « une idée de sa religion », indique peut-être quelque chose de la profondeur de l'empreinte qu'elle a laissée sur lui : ce sont les deux « sentences bibliques » qu'elle avait coutume de citer dans les prières familiales quotidiennes et dont il dit, elles « se sont gravées dans ma mémoire ».

La première, « sortez du reste des nations et soyez séparés », pourrait être mise en relation avec le bilan final, où il dit le bénéfice qu'il a tiré de son « isolement » : « je n'ai jamais appartenu à aucun groupe professionnel » (p. 77). Avec des psychologues, des psychiatres, des psychanalystes, des travailleurs sociaux, il rappelle qu'il a eu des relations de formation et de travail, mais en tant qu'ils formaient des groupes organisés, des familles ou des « nations », il en est « sorti », tout comme il est sorti de l'Association Américaine des Psychologues, dont il a cependant été président. Sans cesse il insiste sur cet isolement, cette « solitude très positive » (p. 79), qui lui a permis de vivre sa vie intellectuelle de manière indépendante, de se diriger hors des sentiers battus dans la pensée : « cette absence d'appartenance m'a laissé toute liberté pour dévier, pour penser de manière indépendante » (p. 78).

La deuxième sentence : « Toute notre rectitude n'est que haillons souillés devant Toi, Seigneur » est sans doute encore plus importante. Elle pourrait éclairer un autre registre, celui du doute sur sa valeur. Celui-ci peut avoir un accent quasi métaphysique, lorsque dans la conclusion, il se lance dans une envolée à la manière de Pascal pour dénoncer la relativité et la petitesse de toute œuvre humaine : « Parfois il m'arrive d'être frappé par l'absurdité de mon acharnement à aider autrui, à terminer une recherche, à écrire un article. Si l'on se place dans la perspective de milliards d'années, de millions d'années-lumière, de trillions de protozoaires marins, de la lutte de milliards d'hommes pour la vie et pour la réalisation de leurs buts, quelle signification peuvent bien avoir les efforts d'un seul individu, à un moment donné ? Je puis seulement jouer mon rôle d'unité infiniment petite au sein d'un vaste univers. Voilà qui m'empêche de céder à la vanité ». La « vanité », thème religieux par excellence, n'a pas seulement la signification éthique d'un orgueil mal placé, mais aussi, comme dans la phrase maternelle, la signification religieuse de l'insignifiance des efforts humains, face à l'infinie perfection divine, même si celle-ci a été sécularisée et remplacée par l'infinité de l'univers.

Mais ces considérations philosophiques générales peuvent prendre un tour beaucoup plus personnel encore et devenir un véritable doute sur sa propre valeur : « on a vite fait de me convaincre de l'inanité et du peu de valeur de ce que je pense » (p. 81), on peut faire un lien entre « inanité » et « vanité », comme si Rogers avait transposé à la vie professionnelle et à la pensée la sentence biblique maternelle, qui visait avant tout la conduite morale et religieuse. Il avoue de forts doutes, quant à la valeur de ce qu'il a fait dans sa vie : « je me suis souvent posé des problèmes sur mes capacités professionnelles, mes connaissances, la valeur de mon travail ou de mes écrits » (p. 80) ; l'insécurité narcissique est telle que capacités, connaissances, travail et écrits peuvent subir en un instant un renversement radical de valeur, comme notre « rectitude » face à la perfection divine. Et il ajoute : « Vers la quarantaine, j'ai acquis peu à peu une confiance en moi difficile à vaincre, mais auparavant des jugements négatifs émanant de personnes compétentes m'auraient presque certainement détruit » (p. 81).

On peut voir combien cette confiance en soi est fragile, si l'on songe que c'est précisément dans les années de la quarantaine (vers 47 ans), où il dit avoir acquis cette confiance en soi « difficile à vaincre », que Rogers a connu son épisode dépressif le plus sévère. Ayant été mis en grande difficulté dans la thérapie d'une patiente psychotique jusqu'à éprouver un sentiment de dépersonnalisation (« je cessais d'être " moi-même " dans cette relation »), Rogers sombre dans une dépression sévère : « progressivement je réalisai que j'étais moi-même en train de verser dans une profonde dépression et soudain il s'imposa à moi que je devais m'échapper » (p. 60). Il dut « partir sur le champ » avec Helen et rester absent pendant « deux à trois mois » (p. 61). Or, dans cette dépression, c'est bien le doute sur sa valeur qui l'assaille, particulièrement destructeur : « j'étais encore assez profondément convaincu de mon incapacité totale en tant que thérapeute, de mon manque de valeur en tant que personne » (p. 61). Tout ce qui faisait habituellement sa fierté narcissique et qu'il exprime habituellement en tant d'endroits du texte est anéanti : la « rectitude » de son savoir psychologique et de son pouvoir thérapeutique est devenue « incapacité totale » : « haillons souillés ». Et il lui faudra un traitement thérapeutique pour réapprendre à « se valoriser, s'aimer et être beaucoup moins craintif devant l'amour d'autrui ». On ne peut nier que les sentences maternelles répétées à longueur de prières aient eu ici un effet d'après-coup considérable. C'est probablement d'elles que lui vient cette peur des filles et des femmes qui va s'exacerber au moment de ses démêlés avec sa patiente psychotique.

Un autre effet de cette éducation qu'il faut mettre en avant, c'est la culpabilité. Rogers raconte qu'il a « déclaré son indépendance » par rapport à sa famille pendant son voyage en Chine, expérience existentielle et intellectuelle qui l'a amené à remettre en question la plupart de ses croyances qui lui venaient de sa famille. Et Rogers ne cesse de répéter que cette rupture s'est faite sans conflits : « c'est ainsi qu'avec le minimum de douleur, je brisais les liens intellectuels et religieux qui me rattachaient aux miens ». Et il s'en explique un peu plus loin : « Grâce à ces six mois de voyage, j'avais pu sans sentiment de culpabilité ou d'insécurité, penser à ma façon, dégager mes propres conclusions et prendre parti de mon propre chef. J'avais acquis, à travers ce processus, une assurance et une résolution – qui ne devaient plus vaciller – bien avant de savoir que j'entrais en rébellion vis-à-vis de ma famille » (p. 24). Il met sur le compte de l'éloignement et de l'impossibilité pour sa famille de réagir immédiatement le fait que cette rupture se serait faite sans heurts violents. Et il répétera cette affirmation encore dans son chapitre conclusif : « J'ai également la chance d'avoir rompu avec ma famille et mes croyances religieuses, proprement et promptement, sans trop d'amertume, ni trop de rébellion. Comme la rupture survenait au bon moment, nos différences purent être mises à jour clairement et n'infestèrent pas secrètement nos relations. Ceci aussi a contribué à me donner confiance en moi » (p. 79). Les mêmes thèmes apparaissent à chaque fois, pas de (ou pas d'excès) de culpabilité ou d'insécurité, d'amertume et de rébellion, la « propreté » (pas de « haillons souillés ») et la promptitude, et enfin comme conséquence, l'assurance, la confiance en soi. Mais n'y a-t-il pas un paradoxe à l'entendre dire que l'assurance « ne devait plus vaciller », quand on sait par ailleurs les doutes qui l'assaillent si souvent sur sa valeur ? Et comment entendre ces affirmations autrement que comme des dénégations si l'on songe que Rogers a payé cette déclaration d'indépendance et cette rupture avec les croyances et les valeurs de sa famille par un ulcère à l'estomac ?

Lui qui se targue d'avoir tant de sens et d'intuition cliniques, il ne semble pas avoir mis en lien cette rupture liée au voyage en Chine, avec l'ulcère à l'estomac. Il prend prétexte du fait que trois des six enfants vont en souffrir pour lui attribuer une cause vague et générale : le refoulement imposé par l'éducation familiale, sans paraître s'apercevoir qu'il pourrait y avoir un lien plus étroit entre cet ulcère et la culpabilité inconsciente qu'a suscitée en lui cette rupture, opérée soi-disant en douceur, « sans sentiment de culpabilité ou d'insécurité ». Quand on pressent la difficulté à exprimer les conflits dans cette atmosphère de « contrôle subtil et aimant », où les parents cherchaient avant tout à instaurer et à préserver « l'unité de notre famille », il est difficile de penser que celui qui entre en dissidence, qui décide d'échapper au contrôle et qui rompt l'unité, sur ce point crucial des croyances religieuses, peut ne pas se sentir coupable et insécurisé. On peut penser qu'après l'exaltation et la jubilation qu'ont suscitées la réforme radicale de ses idées et la déclaration d'indépendance vis-à-vis des parents, avec l'agressivité qu'elle implique, un mouvement typique de culpabilité s'est développé, et ceci, d'autant plus fortement qu'est déniée l'agressivité contre les parents que cette émancipation comporte. On peut alors supposer que c'est cette agressivité qui est alors retournée contre soi et convertie en ulcère à l'estomac. Le dur travail physique qu'il s'est alors imposé, remède miracle familial censé soigner l'ulcère, mais qui impose en même temps le renoncement provisoire aux études universitaires, pourrait apparaître comme un sacrifice expiatoire, qui devait le laver de son péché d'avoir dévié du « droit chemin » des croyances familiales.

Voyons maintenant, après la mère, les autres femmes de la galerie : trois institutrices et deux patientes, avant d'en venir au personnage central : l'épouse, Helen.

Trois enseignantes

Après la mère, trois femmes apparaissent furtivement, dans le récit d'enfance, trois institutrices célibataires qui seront l'occasion d'un premier mouvement d'émancipation par rapport à la mère : à l'entrée à l'école, à sept ans, « je me mis à adorer Mademoiselle Littler, mon institutrice » ; même phénomène en 6ème « où Mademoiselle Kuntz m'inspirait une telle dévotion que je restais dans la salle de classe pour lui rendre de menus services après la classe ». Ces deux « demoiselles » inspirent « adoration » et « dévotion » ; ce vocabulaire religieux dit la violence du transfert chez cet enfant que la « rigidité » de la mère porte peut-être plus qu'un autre à transférer ailleurs ses sentiments amoureux. Rester après la classe avec Mademoiselle Kuntz représente un « défi lancé à la face de la famille », écrit-il, formule violente pour dire comment, face à l'injonction familiale (maternelle ?), qui ordonne aux enfants « de rentrer immédiatement à la maison dès la fin des cours », cette transgression signe sa « première petite manifestation d'indépendance » (p. 10). Rester après la classe représente une évasion provisoire, comme sont évasion aussi ces lectures dans lesquelles l'enfant se perd et s'oublie au risque de ne pas accomplir ses devoirs familiaux d'aide au travail ménager. Cette injonction devait tenir une grande place dans la moralité familiale, puisqu'elle est encore rappelée au moment des études secondaires : « Je devais rentrer à la maison tout de suite après l'école afin d'y faire mes devoirs et d'aider au ménage ».

Mais une autre raison plus cachée préside à cet interdit, c'est l' « inquiétude » des parents « devant les tentations et les maléfices de la vie citadine ou banlieusarde pour six enfants grandissants » (p. 12). À cet endroit, l'interdit est rappelé pour expliquer l'absence de relation et d' « amitié durable » chez Carl, durant ces années d'école secondaire. Rappelant les années d'école primaire, il avait déjà dit : « Je ne fréquentais pratiquement personne en dehors de la famille, mais je ne me rappelle pas que cela m'ait gêné en quoi que ce soit. Notre vie familiale me suffisait » (p. 11). Si cela était vrai à l'école primaire, on peut se demander si la vie familiale suffisait encore au préadolescent de l'école secondaire, puisque la relation avec le frère et la vie familiale ne sont plus présentées cette fois que comme « une compensation » ; cette absence de relation de camaraderie, en effet, semble commencer à peser : « je me sentais différent et seul », écrit-il (toujours cette injonction maternelle : « soyez séparés »).

Il faudra attendre l'université et la séparation de la vie familiale pour que Carl se sente autorisé à vivre des relations amicales intenses : « c'était la première fois que je me sentais aussi proche et aussi intime, avec des gens qui n'appartenaient pas à ma famille. L'amitié et la camaraderie qui devaient se développer dans ce groupe d'environ vingt-cinq jeunes gens furent pour moi quelque chose d'extrêmement important » (p. 20). L'emprise familiale se desserre.

Plus proche encore de la figure maternelle mais figure aimée parce qu'elle donne l'impression - contrairement à la mère sans doute - de « pouvoir comprendre » ce que Rogers écrivait, cette Mademoiselle Graham de son adolescence : « une vieille fille professeur d'anglais » : « Tout en étant stricte sur la discipline, et peu encline à sourire, elle s'intéressait très sérieusement à son travail ».

Il reparlera d'elle plus loin en la rapprochant d'un professeur qui l'a marqué aussi, le professeur Mc Giffert, directeur de l'*Union Theological Seminary* de New York, où il est parti continuer ses études, après sa licence : « Je note en passant que Miss Graham au lycée, le professeur Mc Giffert au Séminaire, étaient tous deux sévères, savants, érudits, pas du tout du genre de ceux que je choisirais aujourd'hui comme personnel enseignant. Et pourtant tous deux savaient penser en toute indépendance et respectaient profondément l'indépendance de pensée de leurs élèves » (p. 32). Il est clair que le contraste est là fort avec la famille, où l'injonction de l'unité implique l'absence d'indépendance de pensée. L'importance de Mademoiselle Graham est là : elle tolérait des « comptes rendus personnels » et elle acceptait toutes les extravagances, puisqu'on pouvait même s'attaquer à un auteur aussi sacré que Shakespeare pour défendre le paradoxe que c'était un « auteur surfait » (pp. 15-16).

Il est intéressant de remarquer que surgit aussitôt après - comme associée à cette demoiselle sévère comme la mère - la question de l'amour et de la sexualité : « je n'eus jamais de véritable flirt au lycée ». Et il raconte alors sa seule aventure avec le sexe opposé, bien dépourvue, semble-t-il, de connotations sexuelles ou même sentimentales : « La seule manifestation sociale de cette année fut un dîner où il était absolument nécessaire d'inviter une fille. Je me rappelle quelle fut mon angoisse quand il fallut inviter une gamine aux cheveux châtains que j'admirais de loin. Heureusement pour moi, elle accepta. Je me demande ce que j'aurais fait si elle avait refusé » (p. 16).

Quand il sera question des études universitaires, il ne sera plus question que d'hommes professeurs. Ainsi quelque chose est dit implicitement de la place des hommes et des femmes dans l'enseignement de cette époque : les femmes sont enseignantes dans l'enseignement primaire et secondaire, et encore, à condition de rester célibataire ; mais l'enseignement supérieur est le monopole des hommes, même si les femmes peuvent y être étudiantes.

Deux patientes

Après les trois enseignantes, les deux patientes : l'une correspond à un moment positif de découverte et de conquête, l'autre au moment le plus intense d'échec de sa carrière. À noter qu'aucun patient n'est mentionné.

La patiente de Rochester est mentionnée comme l'occasion d'une « découverte » (p. 43). Elle venait consulter pour son fils « sorte de démon échappé de l'enfer » ; mais Rogers ne pouvait lui faire prendre conscience de son rejet précoce de ce fils, pourtant « évident » (p. 43) ; c'est quand il décida de rompre ces entretiens sans issue que cette mère devint une patiente, faisant en son nom propre une demande de psychothérapie qui eut « des résultats très positifs pour elle et pour son fils » (p. 44).

La deuxième figure féminine centrale de cette autobiographie est la patiente psychotique qui l'avait suivi de l'Ohio à Chicago, qu'il persista à voir « bien après avoir perdu tout pouvoir thérapeutique et pour seulement entretenir [sa] souffrance » et dont le résultat fut l'épisode dépressif le plus grave de sa vie. L'angoisse fut si intense qu'il ne s'en délivra que par la fuite et par un traitement psychothérapique, reçu dans le centre même qu'il avait créé et où il avait contribué, écrit-il, à mettre en place « la sorte de psychothérapie que je souhaitais pour moi-même » (p. 62).

Enseignantes ou patientes, telles seraient donc les seules places attribuées aux femmes ? Une seule a une place à part : l'épouse.

Helen, l'épouse-modèle

Autant les passages sur les autres femmes sont brefs, sauf peut-être celui sur la mère et sur la patiente psychotique, autant si on fait le compte, le nombre de lignes consacrées à Helen est important. Les passages jalonnent le livre, et il y a un éloge très long à la fin. Je vois deux temps très différents dans ce qui est dit d'elle : un premier temps - assez conventionnel, jusqu'à Chicago (cour, fiançailles, mariage, naissance des enfants). Et puis un infléchissement important se fait après l'épisode de la patiente psychotique et le voyage salvateur avec Helen.

Sur la première partie, je ne retiendrai que deux points. Helen, amie d'enfance, retrouvée à l'université du Wisconsin « où elle étudiait la peinture » (p. 20), devenue l' « élue », la « bien-aimée » et la confidente lors du voyage en Chine, est courtisée durant l'interruption des études à cause de l'ulcère à l'estomac : « ce fut en conséquence une période où je la courtisai beaucoup, bien que chaque visite impliquât un trajet de trente miles sur ma modèle T, par des routes bien différentes de nos autoroutes modernes, après une dure journée au dépôt de bois ». Tout se passe comme si l'on était dans le roman courtois : Helen est la jeune fille idéale dont le chevalier ne pourra faire la conquête qu'au terme d'épreuves et d'exploits héroïques. Rogers dit en effet, lorsqu'il évoque les fiançailles : « j'avais beaucoup douté de pouvoir la conquérir et je nageais dans la joie » (p. 27). Le doute ne concerne pas seulement le travail et les œuvres, il touche aussi la vie personnelle et le pouvoir de conquête amoureuse. Mais on sait bien aussi que la femme courtisée ne l'est qu'à condition de s'effacer derrière une image idéale et de ne pas exister en tant qu'être autonome, pourvu d'un pouvoir propre. Comme l'écrit Julia Kristeva, « le galant sait que la personne à qui il adresse sa courtoisie ne peut pas s'en servir pour retourner ses armes et le mettre en position de faiblesse et d'esclavage. Le galant chérit un pouvoir fictif dont il est sûr que l'abus n'aura pas lieu » (*Autrement*, 1991). Et cette idéalisation de la femme « masque une haine et un mépris sous-jacent ».

L'épisode suivant illustre bien cette thématique. Il concerne le mariage et le départ aussitôt après « pour New York et le *Union Theological Seminary* » (p. 29), où Rogers doit continuer ses études. Voici comment Rogers le présente : « Helen n'abandonnait qu'à contrecœur son travail de peintre publicitaire, mais je l'avais convaincue de la nécessité pour nous deux d'être ensemble à faire face aux changements intellectuels qu'allait provoquer la poursuite de mes études à l'école graduée. Plus tard, nous devions reconnaître que nous avions pris là, à notre insu, une sage résolution ». Il est intéressant d'analyser ce passage en observant l'usage des pronoms personnels. Voici une femme qui se marie alors qu'elle travaille dans un atelier de peinture publicitaire. Il semble que son désir aurait été de conserver ce travail, puisqu'elle ne l'abandonne « qu'à contrecœur ». Mais c'est son époux ou son futur époux qui décide (« je l'avais convaincue ») : Helen doit quitter son travail et l'accompagner à New York ; il ne la contraint pas par la force, certes, il argumente, parle raison avec elle, cependant c'est lui qui parle et argumente, qui dit « je » ; ce que dit Helen, on ne le sait, on ne sait pas si elle a résisté, si elle s'est vite décidée ; l'imposition se fait en douceur, mais elle se fait ; c'est un « contrôle subtil et aimant », là aussi, et ce contrôle miraculeusement crée un « nous » : « mais je l'avais convaincue de la nécessité pour nous deux... ». Mais ce « nous » est à la limite du paradoxe quand on examine la suite de la phrase. Ce n'est pas pour elle qu'Helen doit aller à New York, c'est pour Carl : « je l'avais convaincue de la nécessité pour nous deux d'être ensemble à faire face aux changements intellectuels qu'allait provoquer la poursuite de mes études à l'école graduée ». Il ne s'agit pas de faire face à la vie ensemble, mais à « mes » études à moi, l'époux ; ainsi Helen n'a pas à se préoccuper de son désir à elle, d'un travail ou d'études à elle ; son unique mission est le soutien psychologique de ce mari, qui n'est pas sûr de pouvoir faire face seul aux changements que ses propres décisions ont provoqués. Pour elle, l'autonomie a pris fin. Et qui va soutenir Helen dans les changements auxquels elle va avoir à faire face, elle ? Il ne semble pas que la réciproque ait été envisagée... Et qui est vraiment ce « nous » qui reconnaît plus tard que la décision a été sage ? Ce n'est pas Helen qui parle, c'est toujours Carl. Même si Helen s'y est ralliée après coup, il n'empêche que cette résolution fut le fait d'un sujet dominant, qui s'est imposé à l'autre, et en a fait celle d'un « nous ». Ce passage est très éclairant pour comprendre la situation respective du mari et de la femme dans un mariage américain de l'époque dans la classe moyenne.

En somme, il n'y a pas d'autre fonction pour l'épouse que cette fonction de soutien, de collaboratrice, d'inspiratrice du mari ; pour cette femme « aux tendances artistiques », la réalisation personnelle n'est pas au programme. Ce que Rogers appelle « notre vie à deux » (« notre vie à deux commença dans un petit appartement moderne », p. 30), c'est la vie de Rogers et celle que sa femme vit à travers lui, par procuration, puisqu'on la voit incidemment suivre les mêmes cours que lui (« c'était alors les beaux jours de Harry Emerson Fosdick. J'assistais à son cours avec Helen et m'y initiais à des conceptions religieuses libérales et modernes », p. 31). Un autre rôle aussi, passé sous silence, mais non moins important, sera sûrement d'assurer l'intendance et de le délivrer de ce travail ménager qu'il avait si mal supporté quand il était enfant.

Plus tard, quand la carrière universitaire va se dessiner, elle va reparaître justement, à un moment crucial, en conseillère judicieuse, plus avertie que lui-même de ses désirs secrets : « En 1940, j'acceptai un poste de professeur titulaire à l'Université d'État de l'Ohio. Il m'en coûtait beaucoup d'abandonner mon poste, chèrement conquis, de Directeur du Centre de Guidance de Rochester. J'aurais peut-être refusé cette offre sans la douce insistance de Helen qui me fit remarquer que j'avais longtemps désiré une fonction universitaire et qu'il fallait saisir cette chance » (p. 47). À la rigidité de la mère s'oppose cette douceur d'Helen. Notons que cette vie est ponctuée de séparations et de ruptures et que, de ces séparations, le coût est signalé et reconnu et que pourtant il voudrait nous faire croire que la première rupture avec la famille se serait faite sans coût.

C'est avec Helen encore que se prend la décision de partir de Chicago pour l'université du Wisconsin : « nous décidâmes donc d'accepter » (p. 65). C'est elle aussi qui incitera au départ pour le WBSI à la Jolla, après l'université du Wisconsin : « Nous en parlâmes ensemble, Helen et moi. Il nous en coûtait de quitter Madison, nos amis et notre délicieux foyer, mais je devais reconnaître que, professionnellement, je pouvais abandonner la vie universitaire [...] nous décidâmes donc de franchir le pas » (p. 74). Et cette décision fut encore positive puisque, « avec Helen, nous nous réjouissons d'avoir eu le courage de nous embarquer pour cette nouvelle aventure qui a donné à notre vie une nouvelle saveur » (p. 76). Notons cependant que, dans ces nouveaux départs et ces nouvelles ruptures, le « nous » semble plus équilibré. Les décisions ont bien été prises à deux, même si elles le sont toujours en fonction de la seule carrière de l'époux.

C'est qu'entre les conseils du début et les discussions concernant le Wisconsin et la Jolla, un événement très important s'était produit, la dépression de Chicago, où Helen a joué un rôle capital : « vinrent deux années à Chicago qui furent des années d'une intense détresse personnelle ». J'ai évoqué plus haut la « fuite » avec Helen : même mouvement que plus haut : une difficulté du « je » se transforme en action du « nous » : « quant à moi, je revins chez moi et dis à Helen que je devais partir sur le champ. Nous fûmes sur la route en moins d'une heure et restâmes absents deux à trois mois, ce que nous pouvons maintenant appeler notre " fuite " » (p. 61). L'épouse est là disponible pour exécuter immédiatement les désirs de l'époux et organiser « notre » fuite. Helen va jouer pendant ce temps un véritable rôle de thérapeute : « Tout le temps, Helen conserva la tranquille assurance que je m'en sortirais en temps utile, et sa bonne volonté à m'écouter lorsque j'étais capable de parler, me fut d'un grand secours ». Tout se passe comme si cette assurance vicariante, dès lors que Rogers a perdu la sienne, et cette « bonne volonté » à écouter avaient créé un lien nouveau entre lui et sa femme. On peut faire l'hypothèse que, alors que cette patiente qui rêvait que « un chat (lui) déchirait les boyaux en ne voulant pas le faire » a représenté une imago de mauvaise mère persécutrice, Helen a su incarner la bonne mère, sécurisante et salvatrice. Ce que le chapitre conclusif confirme : « La relation qui m'unit à ma femme m'assure un soutien qui, à un moment difficile, fut le secours dont j'avais désespérément besoin » (p. 90).

Et, à partir de là, l'on voit apparaître de nombreuses fois la formule « Helen et moi », en particulier quand il s'agit des voyages pour faire de la plongée sous-marine au Mexique ou dans les Caraïbes, ou d'un séjour dans un chalet de montagne où il travaille à son nouveau livre *Le développement de la personne*, tout en grimpant sur les pics montagneux (pp. 69-70), ou encore du séjour au Japon ; mais aussi, quand il s'agit des relations sociales des milieux universitaires : lors du premier séjour à Madison : « Helen et moi eûmes de nombreux et chaleureux contacts personnels avec les enseignants… ».

Le dernier chapitre rend un hommage appuyé à Helen : « Un thème important dans ma vie est la sécurité de ma vie personnelle quels que soient les avatars de ma vie professionnelle ». Et, pour démontrer la force du lien qui l'unit à Helen, il imagine, comme dans une sorte d'expérience-limite, l'hypothèse suivante : « Si par hasard on m'interdisait de pratiquer la psychologie [toujours ce thème de l'interdit], de faire de la recherche, d'enseigner ou d'écrire, ma vie resterait toujours riche et pleine ». Elle serait pleine de ce que représente pour lui sa relation avec Helen. Il évoque d'abord l'aspect sexuel pour montrer comment les difficultés ont été surmontées : « Du fait de difficultés sexuelles au début de notre mariage, nous eûmes la chance d'apprendre que s'ouvrir à l'autre sur son problème - même si c'est difficile - est le seul moyen d'améliorer ses relations ». Ces difficultés avaient été évoquées, mais quelque peu édulcorées au moment de l'évocation du mariage : « Helen et moi étions très inexpérimentés quand nous nous mariâmes (bien que je lui aie prêté un livre sur la vie sexuelle et le mariage, ce qui montre à quel point j'avais des idées d'avant-garde). En dépit ou à cause de ce manque d'expérience, notre lune de miel fut délicieuse et ce fut une merveilleuse aventure que de faire toute cette route, jusqu'à New York, ne dépendant de personne, dans notre voiture personnelle ». On aimerait bien savoir comment Helen, elle, a vécu ce moment, et les autres… Mais seul l'homme est légitimé à parler.

En tout cas, au terme de cette quarantaine d'années passées ensemble, la conclusion est un hymne au bonheur conjugal : « aussi avons-nous vécu heureux ensemble, en nous complétant dans bien des domaines. Elle aime la société alors que j'apprécie la solitude ; elle imagine des voyages et autres entreprises que j'accepte d'abord sans enthousiasme mais auxquels ensuite je prends beaucoup de plaisir ; grâce à elle, notre vie n'a jamais été étriquée [comme l'était peut-être celle de sa propre famille à ses yeux]. Elle a été une vraie compagne dans tous les sens d'un mot qui malheureusement fait aujourd'hui démodé ». Rogers écrit en 1971, aux temps du développement du féminisme américain, il n'ignore sans doute pas que cette idéologie de la femme « compagne » ou de l' « égalité dans la différence » qui revient à faire de la femme, l'auxiliaire de la carrière du mari, sans souci de sa propre réalisation personnelle ou d'une carrière qui lui soit propre, est aujourd'hui « démodée », parce que critiquée par les féministes. Mais il ne peut s'empêcher de le regretter (« malheureusement »), car il sait ce que lui personnellement doit à cette sorte d'épouse, impossible dans la nouvelle idéologie. Il sait que sans elle il n'aurait pas été ce qu'il a été, sa carrière n'aurait pas été la même. Puisque, dès leur mariage, il lui avait assigné pour seule mission de l'aider à vaincre les obstacles qui se présenteraient sur sa route à lui et de se joindre à lui pour faire face aux changements intellectuels que supposeraient ses propres études, puis sa propre carrière. Autrement dit, pour être cette « vraie compagne », Helen devait renoncer à la créativité, à ses moyens propres de « faire le monde » et accepter une position de dépendance où elle ne vivait pour rien d'autre que pour la carrière de l'époux, pour leur couple et leurs enfants.

Les femmes sont bien présentes dans l'autobiographie de Rogers et la place qu'il leur assigne en dit long sur la situation des femmes américaines, dans la « couche supérieure de la classe moyenne » (p. 9), comme dit Rogers, tout au long de la première moitié du XXe siècle.

Un déni du conflit devenu théorie pédagogique

Françoise Hatchuel

Introduction

Pour chacun et chacune d'entre nous, l'articulation d'une culture, socio-historiquement située, et de notre histoire personnelle s'incarne en une structure psychique particulière, résultante de l'ensemble des forces qui nous traversent. Cette structure psychique constitue notre réponse singulière aux questions humaines universelles et aux conflits internes qui en découlent pour le sujet. Rogers n'échappe pas à la règle, et ce texte se donnera pour objectif, à travers l'analyse de l'autobiographie, de montrer comment une telle structuration se met en place pour un sujet, à partir des conflits de la petite enfance et des outils disponibles dans l'environnement de chacun et chacune. Dans cette optique nous postulerons, à l'instar de Devereux (1980), que le savoir et la théorie font partie de ces outils et qu'ils constituent une des pièces d'un équilibre dynamique et fragile dans notre rapport au monde : le rapport au savoir ne peut s'entendre en effet qu'en fonction de et avec les autres éléments de la vie psychique. Je fais alors l'hypothèse que le savoir, puisqu'il se présente justement sous la forme d'une construction qui peut se transmettre à autrui, peut également devenir une défense précieuse pour ceux et celles qui s'en emparent. Ceci pourra nous aider à comprendre le succès des théories de Rogers, dans la mesure où elles constituent des réponses acceptables, voire fécondes, à des questions anthropologiques fondamentales.

À cet égard, le matériel que constitue cette autobiographie présente un précieux avantage : étonnant mélange d'honnêteté et de rationalisation, il nous donne à voir de façon parfois quasi transparente à la fois les contraintes intérieures du jeune homme qu'a été Rogers et les solutions qu'il adopte peu à peu pour les affronter, dans un texte où lucidité et déni se répondent dans une sorte de dialogue particulièrement intéressant pour l'analyse. Certaines constructions de phrases, qui montrent l'exacte limite de ce que Rogers peut dire de lui-même, sont à cet égard tout à fait significatives.

Dès la première lecture, deux points apparaissent comme particulièrement frappants : d'une part, ce que l'on peut considérer de prime abord comme un refus obstiné de s'enraciner où que ce soit ; d'autre part, et de façon a priori paradoxale pour « l'inventeur de la non-directivité »[16], un rapport à la notion de leadership moins limpide qu'il n'y paraît. Nous verrons alors en quoi la non-directivité, ou plutôt l' « autodétermination »[17], c'est-à-dire le refus de prendre des décisions pour autrui, peut constituer une réponse aux questionnements profonds du jeune Carl, notamment dans sa relation aux autres et son refus du conflit, trop culpabilisant pour lui, en lui permettant de se dégager un territoire autonome sans risque d'empiéter trop sérieusement sur celui d'autrui.

Une attention particulière sera apportée au premier chapitre (« qui suis-je ? »), qui apparaît comme un condensé de ce qui sera développé ensuite, un peu à l'image d'une fonction fractale, où le tout se retrouve dans

---

16 Comme le titre la revue *Sciences Humaines* (n° 101, janvier 2000).

17 Sur la différence entre les deux termes, voir le texte de Philippe Carré dans ce même ouvrage.

chaque partie, ou encore des séances psychanalytiques, dont on dit parfois que la première résume à elle seule l'ensemble de la cure. Le même phénomène se retrouve pour la fin du texte, sorte de reprise en main de ce qui apparaît comme une mise en scène de soi, et questionne le projet même de toute autobiographie.

Nous commencerons donc par montrer comment l'introduction pose d'emblée les préoccupations essentielles et jamais totalement résolues de ce sujet singulier qu'est Carl Rogers, avant d'étudier de près ses différents départs et de nous questionner, en conséquence, sur son rapport aux groupes, et plus particulièrement à celui que constitue la communauté des psychologues et qui semble particulièrement le préoccuper. Ceci nous conduira à étudier comment Rogers se positionne par rapport aux liens construits, et notamment aux dettes contractées. Son refus affiché d'exercer un quelconque « pouvoir » pourra alors être interprété dans ce cadre-là et nous permettra de comprendre à quelles conditions Rogers a pu s'autoriser une activité créatrice. Enfin, nous reviendrons sur son histoire personnelle, à travers la place occupée par la foi protestante dans sa vie, et sur les caractéristiques géographiques et culturelles du Minnesota du début du siècle qui l'a vu grandir, et nous retravaillerons l'ensemble, en lien avec son rapport à Dieu, dont on sait qu'il peut constituer un support de projection pour des figures parentales inconscientes. Nous pourrons alors montrer comment un petit garçon rêveur parvient à se construire une représentation crédible de lui-même comme penseur autonome, tout en théorisant suffisamment cette représentation pour que d'autres puissent s'en inspirer pour eux et elles-mêmes.

Le premier chapitre : recherche d'une place professionnelle et autodéfinition de caractéristiques personnelles

Après s'être questionné sur ce que constitue une autobiographie (« chercher à se décrire comme on se perçoit »), Rogers se présente et pose, d'emblée, le cadre de son questionnement : comment se définir professionnellement et personnellement, et se situer par rapport aux autres ? Peut-on se laisser enfermer dans un terme, un rôle, une profession ? La première affirmation, apparemment sereine (« je suis un psychologue »), est immédiatement tempérée. Un psychologue, oui, mais pas n'importe lequel (nous verrons que les psychologues sont des voisins qu'il juge parfois un peu encombrants) : un « clinicien », terme qui est reconnu, dans la nomenclature officielle des psychologues, comme désignant une spécialisation. On reste donc dans le domaine professionnel et la définition « ordinaire » pourrions-nous dire, du rôle social. Mais ce n'est qu' « à son avis », tandis que ce qui ne fait pas de doute, c'est le qualificatif d' « humaniste », d'ordinaire considéré comme une qualité relevant du jugement personnel des un-e-s et des autres. Il affirme donc comme incontestable ce qui l'est justement - au moins dans les normes sociales - le plus, et qui lui tient probablement le plus à cœur, tandis qu'il laisse libre cours au jugement d'autrui là où il semble y avoir moins d'enjeu pour lui (il ne se posera jamais la question, dans la suite du texte, d'être ou non un clinicien, alors que celle de son appartenance à la communauté des psychologues revient à plusieurs reprises). S'il insiste, à la fin de ce premier chapitre, sur le respect qu'il a du jugement d'autrui (« il y a, j'en suis sûr, des gens qui me perçoivent de manière très différente », p. 6), ce respect ne peut se faire au détriment de sa propre définition de lui-même.

Cette définition de soi, cette fois-ci en tant qu'homme et non plus en tant que professionnel, se centre sur trois caractéristiques : l'optimisme, la solitude, la timidité. L'optimisme correspond assez à ce que l'on imagine. On peut considérer que c'est la partie « sociale » de Rogers. La timidité surprend plus, mais elle est tempérée (« aimant l'intimité avec autrui »). La solitude, même cantonnée au domaine professionnel (« une sorte de solitaire dans mes activités professionnelles ») questionne également, et apparaîtra, nous le verrons, comme essentielle dans son organisation psychique. Ainsi donc, Rogers, l'inventeur du groupe thérapeutique, le chantre de la démocratie, n'aime rien tant que penser dans la solitude, à l'image, peut-être, du petit garçon qui aurait bien voulu lire le matin envers et contre tous et surtout contre sa mère.

L'autoportrait, enfin, se termine par la question du leadership : « médiocrement doué pour juger objectivement les gens (que je tends à surestimer), j'ai un talent particulier pour rendre autrui psychologiquement libre (...) je tiens beaucoup à avoir de l'influence sur les autres mais j'ai très peu envie d'exercer sur eux une quelconque autorité ou un quelconque pouvoir » (p. 6). Mais de quoi libère-t-on autrui (et soi-même...) en l'influençant ? Quel sens donné à ce clivage entre influence et pouvoir ? Où se situe la différence entre les deux ? Dans le fait d'avoir ou non conscience de vouloir délibérément s'imposer ? Le pouvoir serait-il celui qui s'affirme, l'influence celle qui prétend laisser l'autre libre ? Un homme de la finesse de Rogers peut-il vraiment se laisser prendre à une distinction aussi grossière ? Comme si toute contrainte était forcément annulée par un quelconque plaisir pris par l'autre et comme s'il n'y avait pas de soumission librement consentie et de manipulation...

Il semble donc bien que, là encore, la force d'affirmation vienne comme gommer contradictions et paradoxes. Pour mieux les comprendre, nous allons donc regarder de plus près la façon dont Rogers s'est comporté vis-à-vis de ceux pour lesquels la question se pose avec le plus d'acuité : ses collaborateurs (et collaboratrices ?), ce qui nous poussera à interroger, notamment, la façon dont il les quitte.

Des départs successifs : importance subjective et réalité objective

Rogers insiste beaucoup sur ses départs. Chaque changement professionnel, chaque voyage est longuement raconté, y compris dans les atermoiements qui le précèdent. Alors que les premières années d'école sont expédiées en trois pages (et encore sont-elles intitulées *« Mes frères*[18] et ma première école »), quasiment une page sur ces trois-là est occupée par le récit de son premier voyage, lorsque, préadolescent, son père lui propose de l'accompagner pour un voyage d'affaires. Le voyage en Chine, lui, en occupe presque quatre, et, ensuite, chacun des départs sera l'objet de longues justifications écrites, semblant elles-mêmes renvoyer aux interrogations et aux négociations dont ces départs ont pu faire l'objet entre lui et sa femme mais peut-être aussi entre lui et lui.

Voici ce qu'il dit, par exemple, de l'installation à New York où, jeune marié, il souhaite aller poursuivre ses études : « Helen n'abandonnait qu'à contrecœur son travail de peintre publicitaire, mais je l'avais convaincue de la nécessité pour nous deux d'être ensemble à faire face aux changements intellectuels qu'allait provoquer la poursuite de mes études à l'école graduée. Plus tard nous[19] devions reconnaître que nous avions pris là, à notre insu, une sage résolution » (p. 29). De la même façon, son

---

[18] C'est moi qui souligne.

[19] Nous reviendrons ultérieurement sur ce passage du « je » au « nous ».

premier poste de psychologue à la Société de Rochester pour l'enfance en danger présente des inconvénients : faible salaire, éloignement, etc., et il se justifie donc de l'avoir accepté : « je pense avoir toujours eu l'intuition que s'il m'était donné de faire ce qui m'intéressait le plus, tout le reste s'arrangerait de soi-même » (p. 40). Plus loin, « en 1940, j'acceptai un poste de professeur titulaire à l'Université d'État de l'Ohio. Il m'en coûtait beaucoup de quitter mon poste, chèrement conquis, de directeur du Centre de Guidance de Rochester. J'aurais peut-être refusé sans la douce insistance de Helen qui me fit remarquer que j'avais longtemps désiré une fonction universitaire et qu'il fallait saisir cette chance » (p. 47). Notons que c'est à présent Helen qui pousse à partir, comme s'il devenait, à son tour, porteur d'une résistance au changement ou comme si, maintenant qu'elle acceptait l'idée des départs, il se devait d'y résister pour maintenir une certaine ambivalence.

Mieux : lorsqu'une proposition est « alléchante » comme celle d'organiser un centre de conseil psychologique à Chicago (p. 52), il s'étend longuement sur les raisons qui le poussent à différer l'offre et sur l' « entre-deux » qui s'ensuit, où il élabore le projet. Plus tard, enfin, il nous apprend toute l'énergie déployée par un autre (Virgil Henick) pour le faire nommer à l'Université du Wisconsin.

Surtout, ce qui frappe, c'est cette affirmation de lui-même comme voyageur refusant de s'enraciner : « j'ai tellement peu cherché à être titularisé dans un poste que par trois fois j'ai déclaré forfait juste avant la titularisation pour entreprendre un nouveau travail qui m'intéressait », jusqu'au « nous fûmes sur la route en moins d'une heure » (p. 61) qui semble indiquer qu'on peut tout quitter à tout moment. L'ensemble contribue donc à forger l'image d'un « éternel instable », en permanence sur les routes, toujours en quête d'un « nouveau départ », et c'est bien ainsi que je l'ai d'abord perçu.

Pourtant, si l'on y regarde de près, ces départs ne sont pas si fréquents : des études de 3e cycle à New York puis cinq postes, certes dans des villes différentes, mais où il reste à chaque fois pour une durée variant entre cinq et douze ans. Surtout, le parcours ainsi tracé peut être interprété d'une façon tout à fait étonnante. Pour cela, il nous faut d'abord revenir à son enfance.

Carl Rogers est né dans la banlieue de Chicago. Lorsqu'il a 12 ans, ses parents s'installent à la campagne, faisant construire une ferme « 30 miles à l'ouest de Chicago » (p. 14). Il a alors une vie scolaire qu'il qualifie de « mouvementée » (p. 14), justifiant ce qualificatif par le fait qu'il fréquente trois établissements (sans qu'il nous soit dit pourquoi) et qu'il doive, à chaque fois, emprunter de nombreux moyens de transport pour s'y rendre, tout en évitant de s'attarder puisqu'il est sommé de « rentrer à la maison tout de suite après l'école afin d'y faire [ses] devoirs et d'aider au ménage » (p. 14). Départs et péripéties se doublent donc d'un retour inéluctable à la maison et dans le giron familial. Ne rejoue-t-il pas, déjà, ce mouvement de départ et de retour lorsqu'il s'inscrit à l'université ? Pour ce qui constitue d'ordinaire un moment de séparation d'avec la famille, il choisit en effet celle du Wisconsin, poursuivant là la tradition familiale : « il était simplement entendu que tous les membres de la famille iraient à l'Université du Wisconsin puisque mes parents, mes deux frères aînés et ma sœur avaient tous fait là leurs études » (p. 19). De plus, il a le projet de devenir ingénieur agronome, discipline pour laquelle son père, lui-même ingénieur, développe un goût certain puisqu'il « se fit un passe-temps de diriger la ferme selon les méthodes les plus scientifiques » (p. 12). Et lorsqu'il change d'objectif, c'est pour décider, en cours de deuxième année, de se réorienter vers l'histoire afin de devenir pasteur, métier tout à fait cohérent avec les « traditions religieuses familiales » (p. 19).

C'est alors qu'intervient le voyage en Chine durant lequel il estime avoir totalement rompu avec ces valeurs familiales : « il devint évident que je ne pourrais plus rentrer dans le giron de la famille (...) Grâce à ces 6 mois de voyages, j'avais pu librement *sans sentiment de culpabilité ou d'insécurité*[20], penser à ma façon, dégager mes propres conclusions et prendre parti de mon propre chef ». Faut-il que le « contrôle subtil et aimant » ait été efficace, pour que le simple fait d'avoir une idée personnelle lui semble si extraordinaire ! Faut-il, surtout, qu'il n'en soit pas si libéré que cela, pour que se développe cet ulcère à l'estomac dont les premiers signes datent de son adolescence et, peut-être bien, de ses premières tentatives d'apprentissage et de découvertes... Mais n'allons pas trop vite dans l'interprétation, et poursuivons le voyage à ses côtés.

Cette échappée hors de la tutelle familiale se traduit par quelques centaines de kilomètres de distance entre lui et sa famille : en 1924, il part à New York étudier dans le « séminaire le plus libéral et un des plus cotés du pays » (p. 30). Libéral, certes, mais séminaire tout de même... Il y découvre alors la pédagogie et la psychologie, et se réoriente à nouveau vers ces disciplines, abandonnant le séminaire au bout de deux ans.

D'un point de vue historico-géographique, l'enchaînement est alors le suivant : il quitte New York en 1927 pour prendre un poste de psychologue à la société de Rochester (État de New York, à l'est des grands lacs) pour l'enfance en danger, où il reste douze ans. Il est ensuite professeur à l'Université d'État de l'Ohio (sud-est des

---

20 C'est moi qui souligne.

grands lacs) durant cinq ans (de 1940 à 1945), puis il revient douze ans à Chicago, à la pointe sud du lac Michigan. Il passe ensuite sept ans à Madison (ouest du lac Michigan), à l'université... du Wisconsin !, et c'est là, pour la première fois, qu'il évoque son lieu de vie, une « belle maison d'architecture contemporaine » (p. 65), qu'il qualifiera quelques pages plus loin de « délicieux foyer ». Il intègre enfin, en 1964, le WBSI (*Western Behavioral Sciences Institute*) fondé par des amis sur la côte californienne.

Étonnant parcours, fait d'apparentes ruptures et de choix conscients, mais que l'on peut lire, aussi, à partir de ce qui s'apparente à un exil new-yorkais, comme un retour progressif au père, puis, à travers la douceur de vivre californienne et la pratique de la plongée (voir article de Gérard Jean-Montcler), comme la quête d'un environnement protecteur et accueillant, symbole d'une mère aimante que Rogers s'autoriserait enfin à chercher. Parcours semi-circulaire, autour de cette masse imposante des grands lacs aux eaux glaciales et aux hivers rudes, à laquelle il a déjà partiellement échappé en prenant l'habitude d'aller passer une partie de l'hiver au Mexique dès la fin des années 40 (voir p. 62) et qu'il finit par quitter définitivement à quelques 62 ans. De la terre à l'eau, une eau d'abord entourée de terre (la « belle maison d'architecture contemporaine » est située au bord d'un des innombrables lacs de la région) puis la mer (mère) infinie qu'il peut contempler de sa fenêtre californienne. La vraie rupture est probablement là, où il peut enfin se démarquer de l'idéal d'effort, de travail et de résistance inculqué par ses parents.

Car l'on se défait beaucoup plus facilement de quelques idées rationnelles que d'une façon d'être, de sentir et de se comporter. Ce que Bourdieu pourrait appeler l'habitus, mais qui me semble venir d'encore plus loin, et que la tradition allemande, plus encline au romantisme, dans son lien avec la Nature, nous permet d'appréhender plus finement que le rationalisme français. Regardons ce que dit par exemple Böhme, dans l'article « éléments » (pp. 9-36) du *Traité d'anthropologie historique* coordonné par Wulf (2002) : « Ce dictionnaire d'anthropologie s'ouvre sur un article consacré aux éléments (...) Une " anthropologie historique " dont le point de départ n'est pas un être universel, mais la genèse historique de l'homme, intègrera les concepts qui ont marqué historiquement la vision que les hommes ont d'eux-mêmes » (p. 10) ; « L'interactionnisme a montré que l'homme n'existe pas par lui-même, mais qu'il se constitue avant tout à partir d'autres choses ; il a une relation indirecte à lui-même » (p. 12) ; « Aujourd'hui, les gens savent et sentent peu l'influence du temps qu'il fait quelle que soit la saison, tout est toujours là - comme au paradis, ce dont, à vrai dire, on ne s'aperçoit même plus, vu la banalité des marchés qui nous servent le monde entier " sur un plateau " » (p. 11). Notre relation au monde, notre sensibilité, se construisent donc très tôt, dans notre rapport à notre environnement et à ses conséquences sur le quotidien. Le monde est-il pour nous un doux paradis ensoleillé, une terre vaste et froide, un foyer chaleureux ? L'osmose des premières expériences sensibles et du discours parental construit une image du monde, et de soi dans le monde, très profondément enracinée, qui nous structure psychiquement et avec laquelle chacun et chacune de nous compose. Rogers n'échappe à la règle.

La solitude : une nécessité pour créer, au risque de la trahison

Mais, même s'il n'en est pas conscient, cette règle lui pèse. Aussi met-il quasiment un point d'honneur à se défendre de tout attachement et décrit-il sa solitude comme un fait acquis et appréciable. Cela commence dès l'enfance, où les injonctions parentales (rentrer immédiatement après l'école) ne facilitent pas les contacts. Mais il tient à préciser que cette absence de contacts n'est ni gênante, ni indigne : « je ne fréquentais pratiquement personne en dehors de la famille mais je ne me rappelle pas que cela m'ait gêné en quoi que ce soit » (p. 11).

De la même façon, son travail dans un dépôt de bois durant l'été de ses 17 ans et les longues semaines solitaires qui s'ensuivent ne sont, d'après lui, pas désagréables : « je ne me sentais pas trop seul car je passais de longues soirées avec des livres neufs » (p. 17).

Ce thème revient en force dans le dernier chapitre, dont nous avons déjà dit qu'il peut apparaître comme une volonté de donner une image définitive de l'autoportrait. Celui-ci débute en effet par un sous-chapitre intitulé « un certain isolement » (pp. 77-80) - et aussitôt suivi par un sous-chapitre « de l'indépendance ». Il y déclare, par exemple, n'avoir « jamais appartenu à aucun groupe » (p. 77) et décline tous les avantages, pour lui, d'un tel isolement.

Car c'est bien cette solitude qui lui permet sa richesse créative, et il en est tout à fait conscient. On peut également interpréter dans ce même registre le plaisir qu'il a à évoquer ce que j'ai appelé « l'entre-deux » de son départ pour Chicago, ce moment où des circonstances extérieures l'empêchent d'accepter tout de suite un poste qui le tente, et où il va pouvoir rêver ce poste avant de l'occuper, sans être soumis aux pressions diverses auxquelles on est inévitablement confronté lorsque l'on arrive dans une institution.

Ce besoin de solitude pour élaborer sa pensée commence très tôt, depuis le petit garçon lisant et menant ses expériences solitaires en passant par le jeune homme qui, dès qu'il est « hors de vue », pourrions-nous dire, de ses parents, se met à modifier très sensiblement sa vision du monde : « C'est ainsi que je continuais à déverser sur le papier mes nouveaux sentiments, mes nouvelles idées, mes pensées nouvelles, sans avoir la moindre notion de la consternation dans laquelle je plongeais ma famille » (p. 23). Au-delà de la rationalisation (il évoque la lenteur du courrier), c'est bien parce qu'il avait besoin de ne pas se soucier des réactions familiales pour construire sa pensée qu'il a « omis » de se demander si, par hasard, ses parents n'allaient pas désapprouver ses « pensées nouvelles ». Plus loin, il reviendra sur ce lien entre autonomie de pensée et rapport aux figures parentales : « j'ai la chance de n'avoir jamais eu de « maître à penser » et je n'ai eu, dans le domaine professionnel, ni à m'assujettir, ni à combattre une image paternelle » (p. 78), comme, là encore, pour mieux se convaincre de la réalité de cette autonomie.

Pourtant, cette prise d'autonomie ne se fait pas sans culpabilité. Nous avons déjà évoqué l'ulcère à l'estomac consécutif à ce voyage. Mais, même sur la fin de sa vie, il ne peut s'empêcher de se défendre de toute accusation de déloyauté. L'extrait de la page 78 cité plus haut se poursuit en effet par deux affirmations qui ne supportent pas la contradiction : « je ne suis pas déloyal » et « j'ai appartenu à des groupes ». La « solitude tranquille » si longuement affirmée tout au long de l'autobiographie n'est donc pas si sereine que cela puisqu'il lui faut, soudain, certifier le contraire de ce qui était dit tout aussi fermement une page plus tôt. La contradiction trouve néanmoins une première issue : appartenir à un groupe, oui, mais un groupe tel qu'il le conçoit et le désire. Nous y reviendrons.

Toute sa vie, donc, Rogers va construire sa réflexion et avancer dans ses découvertes, refusant de céder à cette culpabilité, et la refoulant sans cesse. Le plus extraordinaire de l'affaire réside alors dans le succès de l'opération, puisque ce qui ressemble au départ fortement à des dénégations, permet bien, au final, la construction de cette pensée autonome qui lui est si chère. Le bon docteur Coué n'est peut-être pas si charlatan que cela ! Regardons donc d'un peu plus près comment un tel processus se met en place.

Un premier mécanisme pour échapper à la culpabilité : appartenir sans appartenir

Dans son refus de la culpabilité et de la culpabilisation, Rogers construit plusieurs types de fonctionnement. Mais tous semblent issus d'une base commune : l'étonnante capacité qu'il possède de pouvoir en même temps désirer profondément quelque chose (notamment la reconnaissance de ses pairs) et s'en passer ou en chercher un équivalent. Nous allons voir comment ceci s'incarne à travers deux exemples en montrant, d'une part, comment les étudiants peuvent venir prendre la place des collègues et, d'autre part, comment il se situe à la fois dans et hors de la communauté des psychologues.

Alors même qu'il souligne à quel point il apprécie les encouragements et l'intérêt que lui portent ses collègues du WBSI, il peut faire la déclaration suivante : « il ne m'a jamais paru important de convaincre mes collègues de la valeur de mon travail » (p. 86). Il semble en fait que l'avis de ses collègues soit réellement important, mais pas suffisamment pour être déterminant en cas de déception. Tout ce qui pourrait s'opposer à cette affirmation étonnamment solide qu'est le « je crois en moi » est impitoyablement évacué. La recherche de satisfactions (car il en faut bien, tout de même !) se tournera alors du côté des étudiants. L'extrait ci-dessus continue en effet par : « Mais intéresser à mon travail les étudiants (.../...), voilà qui m'a toujours semblé de la plus haute importance. Je préfère, en d'autres termes, sauter la génération actuelle et concentrer mes efforts sur la génération montante » (pp.

86-87). Sous couvert, là encore, de rationalisation (les jeunes sont l'avenir, il faut s'intéresser à eux) ne s'agit-il pas avant tout d'une difficulté à se confronter à la parité, à une altérité qui soit son égale, en instituant comme pairs des étudiants, institutionnellement sous sa dépendance et qui plus est probablement très liés à lui par un fort transfert positif ?

Cette hypothèse est étayée par l'anecdote qu'il relate lorsque, jeune homme, il doit soulever son automobile et nous dit : « l'idée ne me serait jamais venue de demander de l'aide à quelqu'un » (p. 26), comme s'il était impossible pour lui d'assumer un quelconque besoin, une quelconque défaillance ou une quelconque position d'infériorité face à autrui. Conscient de ces caractéristiques, Rogers n'en tire pas, pour autant, de conclusion sur son fonctionnement psychique. Deux mécanismes de défense peuvent alors opérer : énoncer les faits comme des évidences sur lesquelles rien de plus n'a à - et ne peut - être dit, et les rationaliser en les présentant comme des qualités positives, renforcées par la théorie.

Le deuxième exemple que je prendrai résidera dans son lien avec la communauté des psychologues. Nous avons vu ce qu'il en disait dans le premier chapitre. Il continue page 27 en soulignant qu'il termine la première partie de ses études avec une licence d'histoire et tout juste un certificat de psychologie par correspondance, comme pour nous orienter sur le chemin du doute concernant sa légitimité de psychologue, tout en laissant imaginer que l'on peut devenir Carl Rogers en n'ayant pas fait d'études de psychologie. Lorsque l'on se sent exclu (n'oublions pas que, coincé entre deux frères aînés et deux plus jeunes, il s'est longtemps cru adopté), quelle solution plus efficace que de s'imaginer hors du lot parce que l'on est meilleur que les autres ? On peut d'ailleurs imaginer que ce sentiment d'exclusion et de différence soit une première réponse au risque de l'indifférenciation d'une famille si nombreuse et si homogène en apparence.

Il continuera, toute sa vie, ce jeu du « dedans-dehors », refusant d'être assimilé au commun des psychologues tout en recherchant l'adhésion de cette communauté. Lorsqu'il entre comme interne à l'institut de guidance infantile, qui est un institut de formation, il a en théorie droit, en tant que psychologue (il s'est formé entre-temps à cette discipline...) à une bourse de 1200 dollars, alors que les psychiatres ont droit à 2500 dollars. Quand d'autres s'abstiendraient de toute revendication ou, au contraire, lanceraient une action syndicale pour obtenir la même bourse pour tous, lui bataille ferme, arguant de ses responsabilités familiales, pour « échapper » au statut des psychologues et obtenir les 2500 dollars des psychiatres. Même chose quand il obtient le poste de directeur du service de guidance nouvellement créé, théoriquement réservé à un psychiatre. « Vers cette époque je commençais à me demander si j'étais vraiment un psychologue (...) Je fréquentais les congrès de l'Association Américaine de Psychologie (APA) et y entendais de nombreuses communications sur l'apprentissage chez les rats ou sur des expériences de laboratoires qui me paraissaient sans aucun rapport avec ce que je faisais. Par contre, les travailleurs sociaux spécialisés en psychiatrie semblaient parler le même langage que moi » (pp. 46-47).

Mais le désintérêt, voire le mépris qu'il semble éprouver pour les « rats de laboratoire » fait penser que ce sont peut-être bien « les autres » qui sont moins psychologues que lui... Soulignons ici, pour étayer cette hypothèse, qu'il contribuera à créer une association de psychologues appliqués, plus ou moins concurrente de l'association « officielle », dont il prendra la tête, puis qu'il œuvrera à la « réunification de la psychologie à la condition que l'organisation concurrente (...) réformât ses structures dans un sens plus démocratique » (p. 50). Étonnante façon, sous couvert de désintérêt et de sens de la démocratie, de s'arroger sur autrui (ici l'association officielle des psychologues) un pouvoir non négligeable ! Notons, d'ailleurs, l'utilisation particulièrement pertinente, pour parvenir à cette « influence », des jeux d'allers et retours : Rogers sait partir au bon moment, quand le conflit menace, et revenir dans une position suffisamment assurée pour être entendu. Mieux, à l'université du Wisconsin, où il a été nommé sur un poste qu'il a lui-même défini, à cheval entre la psychologie et la psychiatrie, il finit par quitter le département de psychologie à cause d'une trop grande « rigueur dans les examens », restant au département de psychiatrie (p. 66).

Pourtant, c'est bien le même homme qui nous dit : « Du fait de cette attitude, j'ai été touché aux larmes lorsque l'APA m'a honoré de la première de ses trois distinctions scientifiques. Les psychologues me considéraient donc au fond comme l'un des leurs (...) je ne me suis jamais tout à fait considéré comme tel » (p. 78), soulignant lui-même le lien sans en souligner l'ambivalence. Quelques pages plus loin, il revient sur cette thématique, dévoilant un peu plus son mépris des « soi-disant » psychologues : « N'appartenant fermement à aucun groupe, je ne me suis jamais engagé dans le courant central de la psychologie. Tout au long de ma vie, la psychologie s'est surtout intéressée à la théorie de l'apprentissage. Je pense que cela prouve une fois de plus que je ne suis pas psychologue puisque ces recherches si prisées m'apparaissent comme une succession pompeuse de banalités. À présent que d'autres partagent ce point de vue, j'ose l'exprimer » (p. 81).

À quoi, pourtant, Rogers a-t-il travaillé tout au long de sa vie, sinon à mieux comprendre les processus d'apprentissage, même si ce n'était ni en laboratoire, ni avec des rats ? Cette citation apparaît donc comme particulièrement intéressante car elle condense, je crois, tout un processus de pensée que l'on peut résumer de la sorte : « j'ai peur que l'appartenance à un groupe ne m'empêche d'exister par moi-même car je viens d'une culture où les individualités n'ont guère leur place. Je dénie donc cette appartenance. En conséquence de quoi, je m'exclus du groupe, tout en le rabaissant pour supporter l'exclusion. Mais comme je n'aime pas le conflit, je ne m'autorise pas à formuler ce point de vue et attends tranquillement qu'il devienne majoritaire ». Ceci demande, évidemment, une certaine intuition, que lui permet effectivement le recul qu'il prend par rapport aux travaux en cours à l'époque. C'est pourquoi l'extrait se poursuit par un paragraphe intitulé « À l'avant-garde de la pensée » où il nous dit : « J'ai une sorte de penchant (ou de don) pour me trouver à l'avant-garde de ce qui est en train de se développer. Je n'ai aucun mérite à cela. Je ne m'y suis jamais efforcé. C'est purement intuitif » (p. 81).

La notion de distinction (Bourdieu et Passeron, 1971) peut ici nous éclairer. Rogers, en effet, semble passé maître dans l'art de se distinguer, c'est-à-dire de se placer au-dessus du lot commun, tout en donnant l'impression d'y adhérer pleinement. Regardons par exemple les termes dans lesquels il évoque les bénéfices du groupe d'étudiants chrétiens autogéré auquel il a participé : « J'y acquis en particulier une bonne maîtrise du travail en assemblée ; la présidence d'une assemblée ne m'a plus jamais fait peur, ce qui de temps en temps m'a bien rendu service » (p. 20). Ce qui représente, pour beaucoup, une compétence précieuse, voire inaccessible est ravalé par Rogers au rang de simple « utilité », qui « rend service », comme pour en dénier la valeur. On retrouve ici cette sorte de naïveté évoquée par Jacky Beillerot. On peut alors imaginer que le savoir prend une dimension phallique et qu'il s'agit pour Rogers de ne pas trop l'exhiber, de peur qu'on ne le lui vole, et de ne pas trop risquer de provoquer une quelconque rivalité mimétique[21]. Ce qu'il possède ne doit donc pas trop faire envie, et ne pas être cédé. On peut en voir pour preuve le fait qu'il ne dise pas comment il a acquis cette capacité à animer les groupes, comme si ce savoir soi-disant ordinaire était, de plus, tombé du ciel, ne devant rien à ses propres efforts. S'agit-il, en fin de compte, de créditer les autres des mêmes qualités que lui, afin d'éviter que la découverte d'un supposé manque, ne réveille leur agressivité ? Toujours est-il qu'il ne s'autorise à se distinguer de façon consciente que lorsqu'il n'y a apparemment, pas de danger. Ainsi dira-t-il, à propos des papillons : « ces merveilleuses créatures (...) auraient intrigué tout un chacun. Elles me fascinèrent » (p. 13). Les personnes ordinaires sont simplement intriguées, lui est fasciné, mais il n'y a pas de gloire particulière à se déclarer fasciné par les papillons. Il peut donc soulignęr sa différence sans trop de risque, notamment de déclenchement d'un hypothétique conflit.

Fuir le conflit pour s'assurer un espace de sécurité et construire son autoefficacité[22]

Car la question du conflit semble primordiale chez Rogers. Regardons par exemple les conditions de son départ pour le WBSI et la Californie, qui survient après un conflit particulièrement important avec un des membres de son équipe :

« Bien que mon désir fut de laisser le groupe prendre ses responsabilités, je ne consacrai ni assez d'énergie, ni assez de temps à développer les conditions de cette autonomie au point que l'équipe ne se sentit jamais complètement responsable d'elle-même ni de ses activités. En conséquence, lorsqu'un des membres importants du

---

21 Sur la rivalité mimétique, voir les travaux de R. Girard.

22 L'expression est de Philippe Carré.

groupe se livra à des actes que je jugeai, avec d'autres, non conformes à la déontologie, nous nous trouvâmes sans base solide pour métaboliser l'incident (...) alors que j'étais parti passer un an à Palo Alto (.../...). À cause de l'urgence, j'essayai de récupérer une partie de l'autorité en mains propres, autorité que j'avais librement abandonnée au groupe » (pp. 68-69). Puis il enchaîne immédiatement sur les réussites du groupe (séminaires et publications), comme pour minimiser l'incident.

C'est pourtant, dans l'ensemble de l'autobiographie, la seule fois qu'il fait mention d'un acte d'autorité, en se justifiant « du fait de l'urgence ». Il n'est d'ailleurs pas exclu que son départ soit au moins en partie dû à un conflit dont on ne sait dans quelle mesure l'incident l'a révélé ou provoqué. En effet, durant le conflit, Rogers est à Palo Alto. Il revient, « reprend en main » l'équipe puis part au Japon quelques mois, passe un an à Stanford (1962-1963) et intègre le WBSI en janvier 1964. Il s'exprime alors en ces termes : « je m'étais toujours arrangé, à peu de choses près, pour en faire à ma tête. Mais je découvrais soudain à quel point en faire à sa tête en rencontrant scepticisme et opposition, diffère d'une initiative prise dans une atmosphère d'encouragement et de stimulation interdisciplinaire fraternelle. Je me sentais plus productif, plus inventif que jamais » (p. 74).

On peut imaginer que ces « échappées » soient la conséquence d'une atmosphère non conforme à ses désirs, à moins que, trop sûr de son « influence » sur son équipe, il ne se soit laissé aller à la griserie des invitations, provoquant un sentiment d'abandon que ses collègues lui font payer. Dans les deux cas, nous commençons à percevoir comment Rogers dénie les liens qu'il tisse lui-même, refusant que les autres aient besoin de lui comme il refuse d'avoir besoin des autres. L'émancipation d'autrui serait une raison suffisante pour justifier ces liens, dont elle devient l'alpha et l'oméga. Fondamentalement, il me semble qu'un des enjeux de Rogers est d'enseigner aux autres à se passer de lui, et qu'il fait comme s'il y parvenait toujours.

Ceci nous conduit à nous demander dans quelle mesure l'autodétermination et le respect de la décision d'autrui ne reposent pas sur une nécessaire illusion, une sorte de postulat d'adhésion et de non-agressivité qui tient tant bien que mal jusqu'à ce qu'un conflit en soulève les limites. Il est en effet bien évident que, si l'on peut tolérer qu'autrui ne s'intéresse pas à ce qu'on fait, on ne peut tolérer qu'il ou elle agisse dans un sens dont on estime qu'il nous met en danger. C'est ce que j'ai appelé, dans un autre texte (Hatchuel, 1999), la politesse de 1er et de 2e ordre. Le respect de l'autodétermination d'autrui ne résiste donc pas au sentiment de danger, la question étant alors de se demander à partir de quel moment apparaît ce sentiment, forcément subjectif, de danger. Pour Rogers c'est le cas, visiblement, lorsqu'un membre de l'équipe agit dans un sens qui lui semble déontologiquement non conforme. On peut donc imaginer que la déontologie, et son non-respect, le renvoient à des dangers psychiques extrêmement profonds.

Ceci expliquerait la nécessité de prendre quelques précautions pour s'assurer un espace de sécurité satisfaisant. On peut noter, par exemple, que, dès qu'il le peut, il met en place des structures les plus autonomes possibles, comme à Chicago, où il crée un centre de conseil psychologique aux étudiants, à l'écart de toute structure hiérarchique. Il s'arrange également pour être sollicité et en se servant de ces sollicitations comme de garanties. Rappelons-nous le « poste impossible » qu'il définit et obtient « à [s]on grand étonnement » (p. 65) ! Encore s'étonne-t-il de la compétence du collègue qui l'a sollicité à convaincre ses administrateurs, mais pas d'avoir suscité un tel enthousiasme... Encore et toujours ce jeu entre se savoir au-dessus du lot mais ne rien en dire. Dans le même temps, il insiste sur les protestations de ses collègues, comme pour mieux souligner à quel point, malgré autorité et abandon, personne ne saurait lui en vouloir : « je m'en tins donc à ma décision, malgré leurs protestations » (p. 65).

De la même façon, lorsqu'il évoque son livre, édité à 80.000 exemplaires, il souligne qu'il ne sait pas qui, de son éditeur ou de lui, a été le plus surpris. C'est pourtant bien lui qui a insisté sur la valeur de son livre, en tentant et en réussissant, auprès de cet éditeur, une sorte de bluff : « c'est seulement quand je lui déclarai que j'allais le porter chez un autre éditeur qu'il décida de tenter le coup » (p. 49).

Il semble donc, en fait, que Rogers joue en permanence entre la valeur qu'il s'accorde et celle qui lui est conférée de l'extérieur. Il peut donc à la fois déclarer : « Je ne me suis jamais posé trop de problèmes quant aux diplômes, examens, titres, promotion, etc. Par contre, je me suis souvent posé des problèmes sur mes capacités professionnelles, mes connaissances, la valeur de mon travail ou de mes écrits » (p. 80) et « La seule chose dont l'homme puisse être sûr c'est de sa propre expérience » (p. 24) ou « Je crois en ce que je fais, je fais plus confiance à mon expérience qu'à telle ou telle « opinion autorisée » (...) Fondamentalement, je crois en moi (...) je crois en moi et en ce que je fais au niveau du *sentiment*. J'ai cette assurance-là » (p. 92 ; cette phrase clôt l'autobiographie).

Il cherche donc une certaine réassurance, mais pas là où les autres la cherchent d'ordinaire, dans les signes extérieurs de réussite. Il semble plutôt que, pour lui, deux mécanismes se côtoient : d'une part, le besoin de faire ce qu'il veut, de mener à bien un projet (étudier les papillons, publier un livre, partir sur la route) comme il l'entend, en y enrôlant les personnes qui acceptent son « influence » et en laissant de côté les hostiles ; d'autre part, choisir les personnes dont il reconnaîtra l'autorité et le jugement : il a, par exemple, une capacité étonnante à trouver les gens, et l'aide, dont il a besoin, sans avoir besoin de le demander (nous reviendrons plus loin sur la question de la demande). On rejoint par là le fantasme d'auto-engendrement étudié par ailleurs par Claudine Blanchard-Laville, puisqu'il s'agit, finalement, de choisir ses figures parentales. Les projets des autres l'inquiètent donc quand ils viennent contrecarrer les siens (et c'est pourquoi il a besoin que la femme avec laquelle il vit en ait le moins possible), mais ne le dérangent pas s'ils n'interfèrent pas avec les siens.

Risques et acte

On peut se demander, alors, à quoi correspond ce besoin si fort de mener à bien ses propres projets. On peut probablement, ici, relier autodétermination et risques, en considérant que s'autodéterminer c'est se relier par soi-même à la totalité des risques qu'on prend et les peser les uns par rapport aux autres ; ce travail de mise en balance des risques, réels, psychiques, fantasmatiques ne pouvant se faire rationnellement, c'est par une certaine ouverture aux émotions, qui nous renvoient aux enjeux qui nous sont propres et qui nous ferons, de toute façon, agir, que nous pouvons le mener à peu près correctement à bien. Damasio (2000) montre bien à quel point un humain privé d'émotion ne pourra prendre de décision efficace dans sa vie, c'est-à-dire à quel point le centre de nos prises de risques se situe bien là, dans le fait de nous relier à l'ensemble de notre expérience sans laisser la dernière émotion faire barrage aux autres, en travaillant à affiner sans cesse notre heuristique.

Notre engagement dans l'acte, toujours individuel, même si nous sommes soutenu-e-s par un collectif, nous place donc toujours devant nos risques et nos responsabilités, que nous devons assumer seul-e-s, probablement comme nous devons assumer seul-e-s le risque ultime qu'est la mort. Si les autres peuvent nous accompagner jusqu'au seuil de la décision, il n'en est pas moins vrai qu'ils et elles nous lâchent la main au moment de la prendre, à moins de se prémunir en estimant qu'on n'a fait qu'obéir aux ordres. Or Rogers ne peut, en raison de la trop forte contrainte exercée par ses parents, accepter cette solution. De plus, il a acquis, du fait de son éducation fermière, un sens important des responsabilités : « Pendant les mois d'été je labourais toute la journée (...) c'était une leçon d'indépendance que d'être mon maître (...) Quand il fallait réparer ou régler la charrue, quand j'avais des difficultés avec l'attelage à cause du terrain ou des conditions météorologiques, je devais prendre les décisions nécessaires et agir seul de manière appropriée » (p. 15). Il semble donc que la prise de décision autonome ne lui fasse pas peur tant qu'il s'agit d'agir sur les objets. Mais il ne peut se permettre, par contre, d'agir sur des êtres vivants, comme en témoigne, dans son récit de cet épisode de sa vie agricole, l'étonnante absence des animaux dont il a pourtant la charge et qui sont évoqués sous le terme d' « attelage ».

Il semble donc bien que ce soit cette responsabilité d'avoir à veiller sur des êtres vivants que Rogers esquive. On peut alors interpréter dans le même registre son refus du leadership, en considérant qu'accepter que d'autres le suivent reviendrait pour lui à reconnaître et assumer la responsabilité qui en découle, ce qui lui est impossible. Tout se passe en effet comme s'il s'enfuyait dès qu'on lui proposait une position institutionnelle de responsable d'équipe, fuite dont il est conscient (« J'ai été impliqué dans toutes sortes de batailles professionnelles. Je me rends compte aujourd'hui que j'ai toujours adopté une stratégie qui consistait à contourner l'obstacle », p. 85) et qu'il rationalise : « à chaque fois que j'ai été investi d'un pouvoir, je me suis empressé de le remettre entre les mains d'un groupe. Mais il est important pour moi d'avoir une influence » (p. 87).

« Remettre le pouvoir entre les mains d'un groupe », comme s'il y avait équivalence entre lui et le groupe. À plusieurs reprises d'ailleurs, lorsqu'il dit « nous », il ne dit rien sur ceux qui constituent ce « nous » et s'il cite page 56 une liste de noms, on peut considérer qu'il s'agit d'un procédé qui relève de ce que j'ai appelé de la « politesse de premier ordre » (Hatchuel, 1999), c'est-à-dire du droit d'autrui à exister sans être agressé, mais pas dans sa pleine dimension : on ne sait en effet rien de qui sont ces personnes, de ce qu'elles lui ont apporté, de ce qu'elles sont, et le peu qui en est dit ne les fait guère vivre à nos yeux. De même, lors de l'épisode traumatique dû à la patiente qui le met en difficulté, il évoque l'aide qu'il a reçue d'un des membres du groupe, sans le nommer, comme si le fait qu'il soit issu du groupe suffisait à le définir. Le collègue qui prend en charge la patiente est, lui, nommé mais, là encore, rien n'est dit, par exemple, de la façon dont il réoriente la cure, comme si tous les thérapeutes (du moins tous ceux du groupe) étaient équivalents, dans un monde pacifié où les différences sont gommées. Ce qui constitue, bien évidemment, un excellent moyen de se prémunir du conflit.

Exister par soi-même face au monde, à la réalité matérielle et à ses difficultés, mais pas face aux autres et à leur réalité vivante, tel semble être le compromis élaboré par Rogers, dont on peut dire en un sens qu'il vit *à côté* des gens qui l'entourent, ce qui lui permet d'éviter le double risque du conflit et de la fusion.

À quel prix ? Le déni des liens construits

Si ces mécanismes de protection contre la culpabilité semblent efficaces, on peut se demander, évidemment, quel en est le coût, réel et psychique. Il faut alors regarder du côté des liens, qui ne peuvent être noués de façon durable, sauf à garantir qu'ils ne le mettront pas en danger : les groupes sont éphémères et le seul lien durable semble être celui qui le lie à une épouse qui accepte de sacrifier ses propres enjeux, sans pour autant qu'il accepte de reconnaître la moindre dette.

On peut en effet être surpris-e du caractère apparemment éphémère (comme les papillons ?) des liens, notamment intellectuels, qu'il crée. Aucune collaboration vraiment durable, aucune de ces « grandes amitiés », de ces grands échanges, voire de ces grandes querelles dans lesquelles se sont engagés la plupart de ses contemporains. Comme s'il glissait, hors du temps et du monde, à l'abri de sa propre réflexion. C'est ainsi qu'il nomme « groupes », en se posant, nous l'avons vu, la question de son appartenance, « les psychologues » ou « les travailleurs sociaux », mais pas des équipes concrètes et réelles, engagées dans une action institutionnelle, auxquelles il a pu appartenir ou qu'il a pu contribuer à créer, et qui sont très peu présentes dans son discours.

Or, ne l'oublions pas, Rogers a longuement contribué à développer le « groupe de base », ce groupe limité dans le temps et dans l'espace où l'engagement mutuel peut se faire justement parce que les participant-e-s n'interféreront pas ensuite les un-e-s avec les autres et n'ont donc pas d'enjeux réciproques. Si l'engagement se fait au prix du renoncement à la liberté, Rogers ne peut s'engager. Mais il découvre, par ailleurs, le bonheur qu'il y a à se sentir reconnu comme personne, lui qui n'a pu, dans son enfance, créer de relations amicales et nous relate avec émotion ses premiers liens de camaraderie à l'université. Une sensation très forte de valoir quelque chose, un besoin de partager cette sensation, une peur que ce partage n'implique une prise de pouvoir d'autrui sur sa vie l'amènent donc à créer des espaces où cette reconnaissance, cet accueil de l'autre dans son ensemble seront rendus possibles sans trop de risques. Les groupes « supportables » se séparent donc en deux catégories : les groupes éphémères, limités dans le temps, et les communautés virtuelles « des psychologues » ou « des travailleurs sociaux » qu'il peut fantasmer à sa guise.

Concernant les femmes, et notamment Helen, Nicole Mosconi montre bien leur rôle dans cette autoefficacité construite. Souvenons-nous que le premier « défi lancé à la face de [s]a famille » (p. 10), rester après l'école pour « rendre de menus services dans la salle de classe », est dû à la « dévotion » qu'inspirait Melle Kuntz, l'institutrice de fin de primaire, au jeune Rogers et que, avant elle, Melle Littler, l'institutrice du cours élémentaire où on le place parce qu'il sait déjà lire, avait provoqué semblable « adoration ». Or Melle Littler est celle qui lui permet d'échapper au « visage sévère de l'instituteur du cours préparatoire » (p. 9), visage dont on peut penser qu'il rappelle davantage celui de ses parents. Visage de l'effort et de la contrainte, qui vient contredire sa première expérience d'apprentissage précoce et apparemment sans effort : « je présume que ce furent mes frères qui m'apprirent à lire. Quoi qu'il en soit, je savais déjà lire bien avant d'aller à l'école ». Dans l'idéologie de l'effort, il ne fait pas bon réussir trop facilement (voir par exemple Boumard, 1978) et, là encore, la distinction ne doit pas se dire. La lecture peut donc nous fournir un exemple intéressant de ses ambivalences.

Rogers a en effet beau tenter de nous convaincre que le petit garçon qui se présente à l'école « lisai[t] de lourds volumes d'histoires bibliques » (p. 9), il convient tout de même que, lorsqu'il « lisait[t] l'encyclopédie ou le dictionnaire », ces ouvrages tout aussi lourds étaient pour lui synonymes d' « essais pour obtenir une information sexuelle », essais qui d'ailleurs « aboutiss[aient] toujours à une impasse au moment crucial » (p. 10). La lecture est donc toujours entachée de quelque suspicion. « Ces lectures », dit-il, « me rendaient coupable, bien souvent. Lire était échapper à ma part de travail ménager ou oublier, délicieusement, tout ce qu'on m'avait dit de faire. Avoir son nez dans un livre, sauf peut-être le soir, n'était ni bien, ni pratique, ni du travail sérieux (des années plus tard, devenu professeur de faculté, il m'arrivait de me sentir vaguement coupable parce que j'étais assis, en train de lire un livre, *le matin*[23]) » (p. 10).

Le savoir est donc un défi et un plaisir coupable, et ce sont des femmes avenantes qui l'autorisent. Ces mêmes femmes si incertaines à séduire (« j'avais beaucoup douté de pouvoir la conquérir et je nageais dans la joie » dit-il d'Helen, p. 27). Entaché de la même culpabilité que le plaisir sexuel (voir aussi le texte de Claudine Blanchard-Laville), le savoir est l'apanage des « grands » : c'est dans ce registre que l'on peut interpréter les réticences des parents lorsqu'il épouse Helen (« ce n'était pas qu'Helen ne leur convînt pas, mais, à l'époque, on considérait qu'il était absurde pour un homme de se marier pendant ses études », p. 29). Pour être adulte, et donc avoir droit au plaisir sexuel, il faut être un homme accompli, travailler dur et gagner sa vie. Les études n'entrent évidemment pas dans cette définition. Pourtant, soutenu par sa fiancée, Rogers passe outre cette interdiction, et le savoir, via le livre sur la vie sexuelle qu'il lui prête, vient contrebalancer l'inexpérience du jeune couple (p. 30). Il semble donc qu'Helen prenne la place de la mère rêvée, l'épouse attentive et dévouée, celle qu'il parvient à convaincre et qui, parce qu'elle accepte de se laisser convaincre, lui permettra d'exister de façon autonome et de créer. Dans un parcours démarré dans un registre très surmoïque, elle incarne probablement une dimension très facilitatrice, dans tous les sens du terme. Pourtant, il semble tout à fait

[23] Souligné par l'auteur.

inconscient de ce qu'il lui doit, considérant que son désir à elle rejoint forcément le sien et qu'elle n'a donc, finalement, renoncé à rien qui lui soit propre. Ceci nous conduit à nous questionner sur son rapport à la dette.

En effet, Rogers revient souvent sur l'idée qu'il ne doit rien à personne : « je n'ai aucune dette intellectuelle ou émotionnelle à l'égard de quiconque, ce qui m'aide à penser pour mon compte, sans aucun sentiment de culpabilité ou de trahison » (p. 79). Si on accepte l'idée que toute autobiographie consiste avant tout en une reconstruction de soi, il se pourrait alors bien que celle-ci soit un moyen de se prouver à lui-même qu'il ne doit rien à personne. Son histoire et la reconstruction qu'il en fait nous permettent alors d'imaginer quelques mécanismes de défense face au sentiment de dette, dont on sait à quel point il met le sujet mal à l'aise. C'est ainsi que la psychanalyste Nayrou (2001) évoque, en reprenant les travaux de Mauss, le *hau,* ce pouvoir que possèdent, selon les Maoris, les objets donnés, et qui oblige à rendre, sauf à prendre le risque de voir le *hau* de l'objet donné hanter le récipiendaire avare : pour elle, le *hau* n'est que la traduction, dans le système de croyance maori, du sentiment de culpabilité que l'on éprouve à recevoir sans donner. Mettre quelqu'un en dette, c'est le placer dans une position d'enfant, c'est-à-dire dans la position de celui ou celle qui ne peut que recevoir. Le seul moyen d'en sortir est donc d'inverser les rôles, de rendre, ce qui permet de réacquérir de l'autonomie mais place du même coup l'autre dans la situation d'endetté-e. Les obligations traditionnelles de l'échange (donner, recevoir et rendre) signifient donc que l'on ne peut jamais se prémunir du risque d'être placé-e dans une situation d'enfant (on ne peut pas échapper au don) : on ne peut qu'éviter d'y être définitivement assigné-e, et c'est parce que le contre-don est possible que le don est supportable ; dans un tel schéma, le contre-don le plus complexe est celui que l'on va restituer à ses parents en échange de la vie qu'ils nous ont donnée (voir par exemple Godbout, 2000). Toute dette renvoie donc doublement à cette dette originaire, d'une part parce qu'elle réactive le doute la concernant, d'autre part parce qu'elle replace dans la position de celui ou celle que nous étions alors et doit donc soit être remboursée, soit être niée. Se prémunir contre la dette, c'est donc à la fois se considérer comme quitte vis-à-vis de ses parents et se placer soi-même en position d'adulte capable de donner.

Le mécanisme fonctionne très bien, par exemple, dans ce que Rogers dit de la chance : « tout au long des années, ma vie a été marquée par la chance, et on la reconnaît aisément à tous les détours de ma carrière. Je ne désire pas feindre la modestie et prétendre que c'est simplement par chance que j'ai réussi. Mais la chance y a été pour quelque chose » (p. 91). Non seulement, à travers la chance, il dénie toute réalité à une quelconque aide, n'accordant de crédit qu'au hasard ou à son mérite personnel, mais en outre, en affirmant ainsi le rôle de la chance, il lui paye une éventuelle dette au cas où celle-ci se mettrait en tête de lui réclamer le remboursement de ses succès.

Or, on peut regrouper les « figures de dette » en deux grandes catégories : les femmes et les institutions, lesquelles, parce qu'elles accueillent au risque d'enfermer, peuvent êtres considérées comme des figures maternelles. Or, nous avons vu que les dix ans d'école primaire (royaume des femmes) étaient expédiés en quelques lignes et la question du lien à sa femme se règle par un « elle est merveilleuse » qui vaudrait solde de tout compte. Ceci inciterait alors à penser que Rogers aurait mieux élaboré sa dette envers son père que celle envers sa mère, ou en tout cas qu'il parvient mieux à s'en protéger. Mais pour ce qui concerne les institutions, si l'on accepte l'hypothèse qu'elles représentent des figures maternelles, alors il n'est pas déraisonnable d'imaginer que ses départs successifs, et surtout l'insistance mise à souligner qu'il peut, au final, partir quand il le veut et malgré les hésitations, sont un moyen de se défendre d'un trop grand attachement, d'annuler ce qui a été donné en « repartant à zéro », pour lui-même mais aussi dans les liens construits. C'est évidemment oublier et nier ce qu'il emporte en partant.

Être choisi sans pour autant rivaliser avec les figures parentales

Cette question du départ nous renvoie alors à celle des voyages, qui semblent fonctionner comme une élection, comme l'a déjà montré Jacky Beillerot. Partir, pour Rogers, revient en effet à être choisi par quelqu'un, qu'il s'agisse du père lorsqu'il a 12 ans, de ses camarades lorsqu'il part en Chine comme délégué des étudiants ou de ses différents postes. Finalement, Rogers ne quitte un endroit que si on le lui demande, à l'exception notable du départ précipité, semblable à une fuite, consécutif à l'épisode dépressif provoqué par une patiente.

À chaque fois, en cohérence avec ce que nous avons dit précédemment, il se montre surpris d'avoir été choisi, cherchant des raisons rationnelles, comme pour, là encore, nier que ces choix soient dus soit à ses qualités personnelles, soit à des liens particuliers, soit à une faveur qui le placerait en dette. Le voyage avec le père est ainsi présenté comme « un événement qui semble indiquer que mes parents se faisaient du souci en me voyant aussi rêveur, renfermé et dépourvu d'esprit pratique » (p. 12) tandis son élection pour le voyage en Chine est ainsi relatée : « on me désigna avec neuf autres étudiants américains pour représenter notre pays à un Congrès de la Fédération Mondiale des Étudiants Chrétiens à Pékin. À l'annonce de cette nouvelle, je pleurais de joie et de surprise. Je n'arrivais pas à comprendre pourquoi c'était moi qu'on avait choisi. Devenu plus réaliste, j'ai compris depuis que ma participation très active à l'YMCA, mes bons résultats scolaires et aussi le fait que mes parents avaient la possibilité matérielle de prendre à leur charge presque toute la dépense expliquaient ce choix » (p. 22). On retrouve ici l'enchaînement habituel : exposé des faits - émotions qui en découlent - rationalisation, comme si les émotions n'étaient qu'un épiphénomène à relativiser. Or, sa surprise et sa joie renvoient évidemment à cette question du choix (notons que rien n'est dit sur qui est ce « on », responsable du choix) et surtout à l'envie qu'il en a : car on peut imaginer qu'avant d'être choisi, il faut candidater, et donc imaginer qu'on va l'être. On peut comprendre dans le même registre la relation qu'il fait de son élection comme délégué de classe : « La première année, je fus élu président de la classe, sans doute parce que j'avais de bonnes notes et n'appartenais à aucun clan » (p. 16) où l'on retrouve les rationalisations et le déni des personnes à l'origine du choix (c'est lui qui est élu, et non pas ses camarades qui ont voté pour lui).

Ceci m'amène alors à faire le lien avec la notion d'élection dans le judéo-christianisme. Rappelons que, parmi les deux sentences qu'il retient de sa mère, l'une est : « sortez du reste des nations et soyez séparés » (p. 8). Il faut donc bien être en dehors, hors du monde et de ses turpitudes (puisque « il était implicitement entendu que nous ne devions ni danser, ni jouer aux cartes, ni aller au cinéma, ni fumer, ni boire, ni faire montre d'une quelconque préoccupation sexuelle » (ibid.). « On est tous égaux mais y en a qui sont plus égaux que les autres »[24]. Il faut à la fois être élu et légitimer l'élection, se montrer différent des autres et se tenir en permanence sur ses gardes pour ne pas y être assimilé. Car la chute n'est pas loin puisque la deuxième sentence est « toute notre

24 Pour reprendre l'humoriste Coluche.

rectitude n'est que haillons souillés devant Toi, Seigneur ». C'est-à-dire que, quoi qu'on fasse, et qu'il est nécessaire de faire, cela ne sera pas suffisant, et il faut le savoir. Être élu demande donc, d'une part de se distinguer mais d'autre part de n'en tirer aucune gloire personnelle, car cela serait faire ombre à Dieu lui-même. De plus, on ne décide, évidemment, pas soi-même d'être distingué. Pour l'Église protestante, en effet, on n'achète pas son salut, il ne peut venir que de la foi, qui est une grâce accordée par Dieu et que l'on doit cultiver. Une fois appelé, il faut donc se montrer digne de l'élection, notamment en ayant conscience de sa propre petitesse face à Dieu et de la dette dans laquelle on est vis-à-vis de Lui. Dette particulièrement pesante puisqu'elle régit l'ensemble du comportement.

La chance, qui peut être interprétée comme un autre signe de la grâce de Dieu doit donc être soigneusement reconnue. Nous avons vu ce que Rogers en disait pour lui-même. Mais, bien avant, il évoquait la même chance pour son père : « Mon père ayant fondé sa propre entreprise de travaux publics (...) à force de travail - et sans doute aussi par chance - l'affaire devait prospérer » (p. 9). La chance donc, mais qu'il faut soigneusement cultiver, sans pour autant jouir des bénéfices que l'ensemble apporte avec trop d'ostentation, sauf à risquer de nier Dieu et qu'il vous le rende bien en vous oubliant à son tour : car si la Grâce se donne, elle peut aussi se reprendre, et avoir été choisi implique de pouvoir être répudié.

C'est ainsi que l'on peut interpréter le passage suivant où il évoque les qualités qu'il recherche pour lui-même : « Je suis récompensé lorsque le sentiment dominant dans le groupe ou l'individu, en me quittant, n'est pas " quel brillant (...) orateur " mais " je me sens changé en moi-même et dans mes relations avec ma femme ou mes enfants ou mon patron ou dans mes idées ou dans ce qui m'intéresse personnellement " » (p. 88). On peut donc penser que le refus apparent de passer pour un brillant orateur constitue une dénégation, face à une posture qui le rapprocherait trop d'une rivalité dangereuse. Toute tentative de se montrer brillant est d'ailleurs impitoyablement refoulée, puisque lorsqu'il montre des compétences largement au-dessus de la moyenne, ceci est traité comme un acte tout à fait ordinaire : « je pus lire aussi bien les livres du cours élémentaire que ceux des deux cours moyens[25]. On ne fit pas grand cas, ni à la maison, ni à l'école, de cette performance ». Aucun énoncé, d'ailleurs, d'une quelconque émotion de la part du petit garçon ainsi déprécié. L'adulte qu'il devient évoque simplement, plus d'un demi-siècle plus tard, qu'il se rend compte de ce que la performance a d'inhabituel, mais la réaction des parents n'est pas commentée. On peut en voir l'effet du « contrôle subtil et aimant ».

On retrouve ici bien entendu les interprétations psychanalytiques qui situent la peur de la rivalité comme la première angoisse de l'enfant : face à la frustration provoquée par l'adulte qui lui est nécessaire pour subvenir à ses besoins, celui ou celle-ci voudrait remplacer cet adulte mais craint alors de le faire disparaître, alors qu'il ou elle ne sait pas s'il/elle pourra s'en passer. C'est toute la problématique de l'autonomisation, qui ne peut se faire que progressivement, au fur et à mesure que s'acquiert cette certitude de pouvoir se passer de l'adulte (voir par exemple Mendel, 1971). L'anthropologie psychanalytique nous apprend alors que la religion constitue une des réponses des humains aux conflits psychiques qui les habitent (rappelons que le latin *religere* signifie « relier » ; la religion est donc le mode de lien au monde, les réponses face aux incertitudes de ce monde que se donne une

---

25 Rappelons qu'il s'agit de la première année d'école primaire de Rogers.

communauté humaine à un moment donné de son histoire). On peut donc imaginer aisément que le Dieu protestant prend la place de l'adulte tout-puissant chez le petit enfant, donne une forme à cette représentation inconsciente, ou *imago,* et ne disparaîtra donc pas avec la foi car les questions auxquelles elle répond n'ont, elles, pas disparu.

La solution adoptée par Rogers pour résoudre le conflit consiste à « botter en touche » : ne pas prétendre rivaliser avec Dieu (ou l'image parentale toute-puissante), en rechercher à l'occasion l'assentiment, mais ne pas être dépendant de cet assentiment en dégageant un espace autonome de création, dans lequel Dieu, même s'il continue éventuellement à exister dans un ailleurs, sera tenu à peu près à distance. On peut alors imaginer qu'aider autrui à acquérir le même espace d'autonomie (et nous noterons l'ordre dans lequel il évoque le changement : par rapport aux femmes, puis aux enfants, puis au patron, et seulement en dernier, soi-même et les projets auquel il tient) peut constituer un bon moyen de le soutenir dans cette mise à distance : Dieu s'éloigne ainsi du groupe des humains, les fantasmes se font un peu moins présents, la réalité des projets mis en œuvre l'emporte. Ce sera d'ailleurs bien un de ses collègues qu'il aura lui-même formé qui l'aidera au moment où une patiente le placera dans une position psychiquement intenable : de ce qui a été dit précédemment, il n'est pas aberrant d'imaginer que par cette patiente, probablement très liée à lui, il a pu se sentir au bord d'une position de toute-puissance parfaitement insupportable pour lui.

On peut alors mieux comprendre l'extrait suivant : « Pendant des années je me suis répété le proverbe : " celui qui voyage seul, voyage plus vite ". Je pense que c'est là pour moi un thème central ; je n'ai pas très envie d'être entouré de collègues (...) j'aime mieux aller mon chemin car je sais que si je me trompe, personne ne tiendra compte de mes efforts et/ que si ce que je fais a de la valeur, d'autres y parviendront à leur manière » (pp. 79-80), où l'on retrouve cette articulation entre reconnaître soi-même ses efforts, sans en référer à autrui, tout en ayant besoin d'associer autrui à ses avancées comme pour mieux les assurer.

C'est ainsi, aussi, que l'on peut entendre son lien avec ses équipes, que j'interprète dans une dynamique que je qualifie de celle du « chef de tribu » : Rogers, c'est un peu Moïse entraînant son peuple sur les rives de l'élection. Expliquons-nous.

Le savoir, une mission chèrement conquise sur la dureté de la vie

Pour les parents de Rogers, rappelons-le, le travail intellectuel est toujours entaché du soupçon de paresse, ce qui peut signifier, nous venons de le voir, le refus de la Grâce divine. Car la région des grands lacs est une terre rude, où rien n'est gagné d'avance. Jouxtant la frontière canadienne, ancien « territoire du Nord-Ouest », ces États qui rejoignirent tardivement l'Union (en 1858, soit à peine 44 ans avant la naissance de Rogers pour le dernier d'entre eux, le Minnesota), constituent « une des régions les plus pittoresques des États-Unis (…) traditionnellement agricole » (*Petit Robert 2*, 1977, article « Minnesota », p. 1240), mais soumise à un « climat continental froid, avec de grandes variations de températures » (ibid.). C'est donc une terre à la fois exigeante et généreuse, où l'on n'est jamais à l'abri d'un orage de grêle ou de gelées destructrices, où l'on peut d'un coup tout perdre et tout recommencer, en reconstruisant à chaque fois ce que la Nature a détruit, à partir de ce qu'elle donne, mais à condition de savoir l' « exploiter » (dans tous les sens du terme) correctement.

On peut, pour s'en convaincre, regarder quelques épisodes judicieusement choisis de *La petite maison dans la prairie,* cette sirupeuse série télévisée réalisée par Michaël Landon à partir des souvenirs d'enfance de Laura Ingalls Wilder, écrivaine née dans les années 1870 dans la même région. Autour de l'héroïne, Laura, se placent trois figures paternelles : le père, le médecin et le pasteur, incarnation des valeurs de cette population de pionniers. Le père représente le courage, celui que rien n'effraie, ni la tempête de neige, ni la récolte détruite, qui sait affronter les difficultés, les surmonter et transmettre ces valeurs à ses enfants. Le médecin est celui qui sait, qui tempère l'ardeur, oblige au repos, prône la sagesse et la tempérance. Le pasteur, enfin, rappelle qu'il n'y a pas de pionniers sans alliance à Dieu, et pas de communauté sans église. Entourée de ces trois figures, de ses sœurs, de son frère adoptif, et d'une mère forcément bienveillante, attentive et dévouée, Laura grandit et, devenue institutrice, s'efforce d'enseigner l'agriculture « moderne » aux enfants de la communauté. En ce sens, le père de Rogers « colle » parfaitement à son époque et à sa rationalité triomphante, où la foi en la science, essentiellement médicale et agronomique quand elle se met au service de la conquête et de l'expansion, vient s'allier à la foi en Dieu. Les études doivent donc être appliquées et le « plaisir de pensée » ne peut se concevoir pour lui-même, mais toujours en référence à une production concrète. Même lorsque le droit d'étudier pour étudier est enfin acquis, les enjeux productivistes restent tout à fait présents : après avoir évoqué la difficulté à passer outre l'interdiction de lire le matin, Rogers insiste à deux ou trois reprises sur le fait qu'il produisit ses principaux ouvrages durant ses temps de « loisir » « en n'y consacrant que quatre heures par jour » ou « en trouvant le temps de grimper sur les pics montagneux qui entouraient la cabane » (p. 70).

De la même façon, les premiers travaux scientifiques du jeune Carl avec les papillons, que nous considérons comme une tentative plus ou moins démiurgique de recréer le monde et de maîtriser la nature et la reproduction (voir le texte de Claudine Blanchard-Laville) peuvent se rapprocher de l'attitude du pionnier civilisateur, qui veut domestiquer la nature, la dompter, la forger à son image, à l'opposé de l'Indien, que sa vie en osmose avec la Nature assimile au sauvage (éventuellement « bon » si l'on est politiquement correct, mais sauvage tout de même). La Nature n'est bonne et nourricière que si on la circonscrit, balise, domestique, de la même façon que la forêt peut être, à la fois, l'espace à défricher et le lieu de tous les mystères lorsque, justement, elle n'est pas défrichée. C'est donc toujours la question de la plongée dans un monde inconnu, peut-être symbolique du ventre de la mère, dont le mystère attire et effraye et que l'on va explorer et tenter de maîtriser, au risque de s'y perdre, d'y rester prisonnier ou d'en détruire la beauté et l'essence (cf. ce que dit Gérard Jean-Montcler sur le rapport de Rogers à la plongée sous-marine).

C'est bien pour se prémunir d'un contact trop direct avec la Mère-nature, que l'humain place en intercession un Dieu qui lui permet de s'éloigner du risque d'une immersion sans condition. Dieu est donc à la fois celui qui pousse au travail et entretient le courage du Père et celui à qui on s'en remet en dernier ressort. Ce modèle s'oppose à celui que Mendel (1998) décrit comme facilitant l'autonomisation de l'individu et dont Athéna, dans sa relation à Ulysse, constitue pour lui l'archétype, dans la mesure où elle sait indiquer à Ulysse les dangers du chemin tout en le laissant décider seul des modalités qu'il juge les meilleures pour les affronter. Là où Athéna prévient et laisse faire, ce qui permet à Ulysse de se construire par lui-même dans son rapport au monde, le Dieu protestant, au contraire, guide, prescrit et valorise un mode particulier de rapport au monde : le travail sous sa forme d'une tâche physique et pénible qui se verra ensuite récompensée, et non sous sa forme investie ou créative. Les humains doivent se plier aux volontés de Dieu, et de préférence inscrire cette volonté dans leur corps, ainsi que le fera le jeune Rogers, soumis aux corvées (sur lesquelles il revient à plusieurs reprises et qui sont le prétexte de l'interdiction à fréquenter autrui) d'une ferme voulue et dirigée par son père.

Rogers prend alors ses distances par rapport à cette vision du monde. Mais il semble que ce ne soit pas seulement l'aspect pénible et non créatif du travail qu'il récuse (ce que Mendel appellerait le non-recouvrement d'acte pouvoir, c'est-à-dire le fait de ne pas voir le bout de ses actes) mais bien le travail lui-même, c'est-à-dire l'écart entre le projet et sa réalisation. Il est en effet frappant de constater chez lui à plusieurs reprises une négation de la difficulté, du parcours, comme si seul le résultat comptait : il peut ainsi évoquer un départ important en soulignant la rapidité de la décision (« nous fûmes sur la route en moins d'une heure ») ou parler de l'aide fournie par son collègue thérapeute sans rien dire de la façon concrète dont celui-ci s'y est pris. Le monde de Rogers apparaît, paradoxalement, comme un monde très désincarné, un monde de faits simplement énoncés et de conflits réglés avant même d'être évoqués. Si l'on reste dans la terminologie de Mendel, on peut interpréter cette posture dans le sens d'une collusion entre l'acte et l'action. Or on sait que la différence entre l'action (pensée) et l'acte (réalisé) réside dans la rencontre avec la réalité. En ce sens, Rogers serait peut-être plus proche de l'aventurier que du pionnier, si l'on considère que l'aventurier est celui qui découvre un territoire non pour le travailler mais pour en jouir immédiatement (on retrouve à nouveau la plongée). L'aventurier découvre mais ne modifie pas, alors que le pionnier investit une terre a priori vierge pour la faire fructifier et la mettre en valeur avec l'aide de Dieu. Le dimension élective se retrouve donc ici, et partir, c'est peut-être justement dire que ce qui est acquis l'est une bonne fois pour toutes, la Grâce comme la terre.

Ceci expliquerait donc que Rogers, contrairement au pionnier (voir par exemple *Pionniers,* le roman de Willa Cather), refuse de s'attacher à ce qu'il vient de conquérir durement et préfère partir ailleurs défricher une autre terre tout en payant, rubis sur l'ongle, l'ensemble des dettes qui pourraient l'y rattacher (aventurier mais pas hors la loi, car il faut, le cas échéant, pouvoir revenir). Ceci semble assez cohérent avec le déni du travail concret : si le travail n'a pas de réalité, il devient moins difficile de le reproduire !

Au final, il ne cesse d'être de quelque part et d'ailleurs, revendiquant des fidélités pour mieux aller en construire d'autres. Tel-le l'adolescent-e qui souhaiterait, lors de son départ du foyer parental, qu'on laisse intacte sa chambre d'enfant afin de se ménager la possibilité fantasmatique d'y revenir, tout se passe comme s'il ne se créait des places que pour mieux les laisser vacantes. Il construit, mais ne peut s'empêcher, surtout s'il est appelé ailleurs et/ou si sa place de chef est menacée (signe du risque de disgrâce ?), de partir et recommencer. Il emmène femme, enfants, éventuellement quelques collaborateurs, bref il se déplace en « tribu » pour investir de nouveaux territoires.

Territoires de savoirs, donc, qui présentent l'avantage de pouvoir être laissés en repos, réinvestis, et surtout partagés puisque le savoir peut se donner sans se perdre et dispense ses trésors de façon inépuisable. Si les territoires institutionnels ne supportent pas, eux, l'abandon, il est probable que Rogers est parvenu à acquérir, au fil des années, la certitude que le savoir pouvait s'avérer un compagnon idéal, dans le sens où il ne rejette personne et où l'on n'a pas à craindre de disgrâce. Le plaisir de pensée, très tôt présent chez le jeune Rogers, mais entaché de culpabilité et d'obligations peut, alors, définitivement, se libérer de la contrainte et de l'effort. Il a probablement fallu, pour y parvenir, la conjonction de deux phénomènes : d'une part, l'amour de son épouse, qui l'a rassuré quant à la possibilité d'être choisi sans être ensuite rejeté, d'autre part, la possibilité de ne pas empiéter sur les territoires d'autrui en ne cherchant pas à concurrencer quiconque. Le travail intellectuel, gagné contre les nécessités de la vie, a ainsi pu trouver un espace protégé pour se déployer. Il faudrait alors regarder l'histoire intellectuelle de l'époque pour comprendre dans quelle mesure Rogers a délimité un territoire original, et quels liens il a maintenu avec le monde en dehors de sa tribu.

Conclusion

Face aux conflits inconscients inhérents à la condition humaine, les sociétés s'organisent pour leur trouver des réponses à peu près satisfaisantes pour les individus ; la société américaine de la première moitié du XXe siècle n'y échappe pas et répond au besoin de protection, issu de l'angoisse du nouveau-né incapable de subvenir à ses besoins, en se structurant autour de la foi en la Science et en un Dieu qui nous choisira pour peu qu'on s'en tienne à ses conditions d'humilité et d'efforts. Car pour que cette protection fantasmatique fonctionne, il faut que la distance entre Dieu et les humains soit soigneusement maintenue, puisque les humains ne se suffisent pas à eux-mêmes : si Dieu était homme, il ne serait pas Tout-Puissant. Le prix à payer pour une telle protection réside dans la culpabilité éprouvée par l'individu dès lors qu'il s'aventure un peu trop loin hors des sentiers balisés et permis. Rogers a pourtant réussi, au fil de sa vie, à échapper peu à peu à cette culpabilité, en construisant ses propres réponses, avec le juste décalage par rapport à la culture dont il était issu. S'il n'est pas permis de rivaliser avec Dieu, au moins peut-on, sans revendiquer sa toute-puissance, se construire une certaine utilité dans le monde. Si la position de chef est exclue, celle de facilitateur est autorisée. Et s'il faut, pour échapper au risque de conflit, se construire des mondes protégés, on partira à chaque fois que nécessaire et surtout, on soulignera la possibilité de ses départs afin d'être certain que le conflit ne pourra pas nous rattraper.

Permettre à chacun-e d'accéder à la même puissance que lui, en prônant le droit pour tou-te-s de déterminer leurs propres projets (à l'opposé de son père qui fait peser sur le travail de ses enfants le poids de sa décision de développer une ferme « moderne ») constitue alors la meilleure garantie contre le risque de retour du refoulé, à savoir Dieu. Car, ce faisant, il dénie les contraintes internes d'autrui en même temps que les siennes, et le rôle qu'il joue dans la construction de l'autodétermination d'autrui. Ce qui le met à l'abri de percevoir le besoin de dépendance qu'il risque d'induire et donc les liens qu'il crée, alors même que l'on sait à quel point la dépendance à autrui dans les processus d'apprentissage peut prendre des formes variées (Hatchuel, 2000a). Il est probable que la patiente psychotique lui a fait toucher les limites de ce fonctionnement

Car on ne peut impunément nier les limites de l'autre, et la dénégation a, justement, ses limites si l'on ne veut pas tomber dans un phénomène d'emprise perverse (voir Blanchard-Laville, 2001). Car la pensée rogérienne présuppose que chacun-e soit capable, à sa suite, de lever cette culpabilité et d'accepter l'idée même de s'autodéterminer et d'exister à travers ce qu'il ou elle produit de singulier. Certes, l'image de soi que peut en renvoyer un formateur ou une formatrice pourra entrer pour beaucoup dans la levée de cet interdit, mais cela risque néanmoins de ne pas être suffisant. Rogers règle probablement la question en s'adressant, pour l'essentiel, à des étudiants déjà solidement engagés sur le chemin de l'autodétermination, étudiants auxquels il offre un point d'appui non négligeable dans l'élaboration de cette autodétermination[26]. Mais on ne peut transformer une pratique précieuse et pertinente pour certains en idéologie, sauf à courir le risque d'un grave retour du refoulé : c'est ainsi que l'on peut interpréter le retour de la droite et la montée de l'extrême-droite dans tous les pays d'Europe comme un retour de la culpabilité face aux échecs d'une gauche qui a prétendu, sans pouvoir tenir ses promesses, que chacun-e pouvait gouverner sa vie.

Rogers nous montre ainsi comment le refoulement du doute, selon le terrain sur lequel il s'enracine, va pouvoir ou non fonctionner, sachant qu'il est pourtant bien le seul moyen efficace de s'en extraire, au moins temporairement : nous sommes tous et toutes mortel-les, mais c'est bien à faire comme si nous ne l'étions pas que nous parvenons, au moins temporairement, à atteindre la parcelle d'immortalité que nous procure la création et la trace que nous laissons dans le monde. Rogers construit ainsi à sa façon une philosophie finalement assez proche de celle de Camus, née de l'alliance de la douceur de vivre algérienne, de l'amour d'une mère célibataire pour son fils unique et de la dureté d'une enfance extrêmement pauvre : Sisyphe conquiert pied à pied l'infime bonheur de voir son rocher redescendre un peu moins bas à chaque fois[27], et Tarroux ne cède pas face à la peste[28].

Seul moyen, donc, pour son auteur, de gagner sur la mort et la perte de liberté, la pensée rogérienne, à condition d'en percevoir les limites, souligne la difficulté des vrais collectifs et nous enseigne de ne pas nous leurrer : la démocratie est un combat permanent contre le doute sur

---

26 Le mécanisme est probablement proche de celui que je mettais à jour en interviewant des élèves engagé/es dans des ateliers mathématiques (Hatchuel, 2001).

27 *Le mythe de Sisyphe* (in *Essais*, Bibliothèque de la Pléiade, 1966).

28 *La Peste* (Gallimard/Folio, 1980).

soi et l'envie que quelqu'un sache pour nous ce qui devra être fait. Car si les collectifs veulent prendre des décisions, ils doivent à chaque fois se confronter à la responsabilité de chacun-e face à la prise de décision, et à l'angoisse qui en découle : si les actes n'ont de valeur que parce qu'ils sont articulés et cohérents les uns avec les autres, l'engagement dans l'acte est éminemment personnel et singulier, et si l'on veut sortir d'une logique autoritaire, et laisser chaque individu se déterminer face à ses actes, il faut alors penser l'articulation de ses projets individuels, ce qui demande un important travail de construction, d'écoute et de respect des valeurs d'autrui. Chaque individu doit donc « faire avec » sa propre structure psychique, mais aussi celle des autres, et c'est bien en connaissant un peu mieux les mécanismes psychiques et les dangers fantasmatiques qui structurent nos actes que nous pourrons, peu à peu, comprendre quelques déterminants de l'action collective[29]. Rogers, à sa façon et dans la relecture que nous en faisons, peut nous y aider.

Références

Blanchard-Laville, C. (2000). De la co-disciplinarité en sciences de l'éducation. *Revue Française de Pédagogie, 132*, 55-66.

Blanchard-Laville, C. (2001). *Les enseignants entre plaisir et souffrance.* Paris : PUF.

Boumard, P. (1978). *Un conseil de classe très ordinaire.* Paris : Stock.

Bourdieu, P. (1979). *La distinction.* Paris : Éditions de Minuit.

Cather, W. (1989). *Pionniers.* Paris : Gallimard/Folio (éd. originale 1913).

Damasio, A. (2000). *L'erreur de Descartes.* Paris : Odile Jacob Poches (1ère éd française : 1995 ; éd originale : 1994).

Devereux, G. (1980). *De l'angoisse à la méthode.* Paris : Flammarion.

---

29 C'est ce que nous commençons à construire dans nos équipes de recherche avec la codisciplinarité, et nous en connaissons le coût... (voir Blanchard-Laville, 2000, et Hatchuel, 1999).

Geffray, Ch. (2001). *Trésors. Anthropologie analytique de la valeur.* Paris : Arcanes.

Girard, R. (1998). *La violence et le sacré.* Paris : Hachette/Pluriel (1ère éd : Grasset, 1972).

Godbout, J. (2000). *Le don, la dette et l'identité.* Paris : La Découverte.

Hatchuel, F. (1999). Regard anthropologique sur la notion de co-disciplinarité. In C. Blanchard-Laville (dir.), *Approches co-disciplinaires des pratiques enseignantes dans leurs rapports aux apprentissages différentiels des élèves.* Rapport au CNCRE (Comité national de coordination de la recherche en éducation)

Hatchuel, F. (2000a). *Apprendre à aimer les mathématiques. Conditions socio-institutionnelles et élaboration psychique dans les ateliers mathématiques.* Paris : PUF.

Hatchuel, F. (2000b). Enseignant/es et innovation : enjeux institutionnels et rapport au savoir. In N. Mosconi, J. Beillerot et C. Blanchard-Laville (dir.), *Formes et formation du rapport au savoir.* Paris : L'Harmattan (Savoir et Formation).

Mendel, G. (1971). *Pour décoloniser l'enfant : sociopsychanalyse de l'autorité.* Paris : Payot (6ème édition, 1981).

Mendel, G. (1998). *L'acte est une aventure.* Paris : La Découverte.

Nayrou, F. (2001). « Essai sur le don » : l'inquiétante oralité dans l'ombre de la structure. *Revue Française de Psychanalyse, 5*, 1507-1519.

Wulf, Ch. (2002). *Traité d'anthropologie historique.* Paris : L'Harmattan (Savoir et Formation).

C. R. Rogers, une construction dans un rapport au savoir

Gérard Jean-Montcler

Dans son autobiographie, Carl Ransom Rogers semble vouloir nous faire comprendre sa dynamique professionnelle et sociale. Il nous trace son parcours depuis l'enfance. À travers sa famille, l'école, l'université, ses engagements sociaux, apparaît son évolution professionnelle. Il dévoile son désir d'apprendre, d'agir pour changer les choses, d'enseigner sans contraindre, comme il veut lui-même ne pas être contraint, être libre. On perçoit comment il veut élaborer, pratiquer, proposer aux autres ce qui est bon pour lui, enrichir sans cesse ses connaissances et exister.

On voit, dans ce récit, comment cet homme s'est construit une transformation de son rapport au savoir et, à travers une interprétation de ce qu'il nous livre, apparaît un découvreur et un aventurier de la connaissance.

Notre interprétation est conduite à partir du texte lui-même (118 citations), par une analyse thématique principalement portée par un certain nombre de concepts de la psychologie sociale et de la psychologie des apprentissages : identité, pouvoir, influence, contrainte, rapport au monde (aux autres), image de soi, renforcement narcissique, motivation, conation. Nous avons organisé les thèmes que nous avons perçus en catégories. Ces catégories nous guideront dans cette lecture en autant de paragraphes qualifiant les rapports au savoir de Rogers :

un rapport au savoir de curiosité et d'aventure, d'indépendance, de maîtrise, de recherche de reconnaissance. Enfin, nous verrons de quelle manière il se construit une identité, une confiance en lui, une témérité qui lui permettent de s'engager, de se sentir libre et de réussir en éprouvant un plaisir particulier à se lancer des défis, à surmonter les difficultés, à être créatif et à créer des conditions semblables pour les autres.

« Rapport au savoir » de curiosité et d'aventure

Adolescent, il est curieux de tout. Ce qui est caché, mystérieux, qui résiste, qui quelquefois est interdit (« faire montre d'une quelconque préoccupation sexuelle », p. 8), attise son désir de connaître. Il nous donne quelques indices de la construction de ces premiers rapports au savoir qu'on peut rattacher à la « pulsion épistémophilique » de Mélanie Klein. Ce désir sera nourri de culpabilités (« Ces lectures me rendaient coupable, bien souvent. Lire était échapper (...) », p. 10) et de frustrations qui vont développer un désir de maîtrise et se traduire par le besoin de chercher, de découvrir le sens, de connaître ce qui peut permettre d'expliquer, de comprendre les relations, les événements, les gens, l'environnement, et d'agir.

D'abord lire ; il savait lire bien avant d'aller à l'école et c'était une performance (p. 9). Les livres sont des objets à saisir, des invitations à pénétrer l'inconnu qu'ils recèlent. Il lit hors du regard des autres et « tout seul ». « Je me rends compte que je vivais dans mon monde à moi, fait de tous ces livres. » (p. 17).

Lire n'est pas un « travail » sérieux : c'est se soustraire aux contraintes (« échapper à ma part de travail ménager ou oublier, délicieusement tout ce qu'on m'avait dit de faire », p. 10) et en ressentir du plaisir comme celui d'atteindre ce qui est interdit. Plus tard encore le sentiment de culpabilité persiste : « devenu professeur de faculté, il m'arrivait de me sentir vaguement coupable parce que j'étais assis, en train de lire un livre, le matin » (p. 10). Par la lecture, ce qu'il ne peut, ou n'ose, pas demander est accessible. Avec un sentiment de transgression coupable, le jeune Carl y cherche des réponses. Ainsi en va-t-il des informations concernant la sexualité qu'il recherche dans l'encyclopédie ou le dictionnaire (p. 10).

Mais ce n'est pas un rapport au savoir en « trou de serrure », comme on pourrait trivialement le qualifier. L'inconnu, en soi, semble l'attirer. Déjà, dans l'enfance « apprendre à connaître » est un jeu, une aventure dans le mystère : « Jouer dans les bois (que j'appelais la " forêt "), apprendre à connaître les oiseaux et les animaux, c'était vivre mes histoires de pionniers » (p. 12). Il nous dit « la forêt », c'est plus grand, mystérieux que le bois. On y pénètre, ça peut être dangereux. C'est une aventure. Pour lui, la curiosité, l'aventure, apportent découverte et plaisir. Depuis tout jeune, il est encouragé par les résultats qu'il obtient. Par la recherche et l'étude, dans les domaines les plus divers, d'abord dans tous les livres qui lui tombent sous la main, dans toutes les occasions de déplacements, de voyages, puis de manière plus systématique, il se construit une compréhension de la complexité. Ses rationalisations des relations, « logiques » selon lui, vont lui permettre de se situer et d'agir sur le monde. Il se construit dans le rapport au savoir. On a le sentiment qu'il se trouve dans un mécanisme d'autoproduction de renforcements positifs. « Ces activités tirent leur justification de la satisfaction subjective que l'on éprouve et des résultats que souvent l'on obtient, à percevoir le monde comme ordonné et à comprendre les relations logiques qui apparaissent dans la nature » (p. 84).

Il a un véritable plaisir à découvrir ce qui est caché, sous-jacent, à chercher derrières les apparences, à construire des significations. « J'aime à découvrir un ordre dans un vaste et complexe réseau d'expériences (...) Il me paraît inévitable de rechercher la signification, l'ordre sous-jacent, la logique interne dans tous les domaines qui m'intéressent » (p. 83).

De cette curiosité, il tire le plaisir de la découverte. Il va rechercher ce qui est nouveau, inconnu, les occasions d'aventures, de nouvelles connaissances (humaines et scientifiques). « Je me fis des amis, découvris de nouvelles idées, ce fut pour moi une expérience aussi séduisante qu'une aventure amoureuse » (p. 31). Les situations nouvelles complexes sont l'occasion de défis et de fierté (p. 36). Il peut tout quitter, les amis, « notre délicieux foyer », la vie universitaire, pour une nouvelle aventure : « Nous décidâmes de franchir le pas et (...) nous commencions une nouvelle vie » (p. 74). Il entraîne Helen, son épouse, dans l'aventure : « (...) nous nous réjouissions d'avoir eu le courage de nous embarquer pour cette nouvelle aventure qui a donné à notre vie une nouvelle saveur » (p. 76). La nouveauté est l'occasion de se mettre à l'épreuve, avec l'intime conviction de réussir, pour renouveler le plaisir de maîtrise.

En effet, pourquoi vouloir découvrir « l'ordre sous-jacent » ? Pour maîtriser, pour l'action, pour aider efficacement : « mon seul souci était alors d'être le plus efficace possible (...) » (p. 41). Comme il nous le dit plus tard, ce besoin de découvrir, de connaître, de maîtriser, d'agir, trouvera son épanouissement dans sa pratique professionnelle d'enseignant, de psychologue « agissant », c'est-à-dire de psychothérapeute. « J'ai essayé de découvrir une relation logique entre le travail du psychothérapeute et le processus de changement chez le client » (p. 83), et « Presque à mon insu, j'avais joué un rôle dans la formation aventureuse d'une nouvelle organisation, à l'avant-garde des sciences humaines » (p. 87).

Voyons maintenant comment, avec le savoir, il va tenter d'échapper aux contraintes, quérir son indépendance, pouvoir agir, influencer sans contraindre et, enfin, être reconnu par les autres et par lui-même.

« Rapport au savoir » d'indépendance

Le monde du savoir, l'école, sera l'occasion de nouveaux plaisirs hors de la famille, l'occasion d'une transgression, d'une première sensation d'indépendance. L'école, ça se passe bien pour lui. Il sait lire lorsqu'il y rentre. Il échappe au « visage sévère de l'instituteur », saute une classe et va « adorer » son institutrice (mademoiselle Littler). Sa première manifestation d'indépendance : il reste après l'école avec mademoiselle Kuntz l'institutrice, pour qui il a une « grande dévotion ». Il lance un défi « à la face de la famille » parce que les enfants devaient rentrer immédiatement à la maison (p. 10). Pouvoir s'échapper de l'influence parentale c'est l'expérience de décider par soi-même, seul, de choisir ses contraintes. Avec l'école, les livres, il fait l'expérience d'une forme d'autonomie, d'une impression de maîtriser les décisions à prendre et d' « agir seul de manière appropriée » (p. 15).

Adolescent, le soir il s'échappe du travail dur de la journée que son père lui organise pendant les vacances (selon la tradition familiale) encore avec des livres « neufs » (!). « J'y trouvais un stimulant (...) je vivais dans mon monde à moi (...). » (pp. 16-17). En même temps qu'il s'en échappe, il respecte la tradition familiale. Il y obéit : le travail, les études à l'université de Wisconsin, la religion protestante. La famille n'est pas reniée, elle est structurante. Au fond, il intègre ses valeurs. C'est par rapport à elle, à ce qu'il est d'elle, qu'il se structure, qu'il existe. À partir de la famille, de l'intime d'un groupe d'appartenance, il fait ses premières expériences de vie sociale. De la dualité « intérieur-extérieur » se construit le sens d' « appartenir et être libre ». La connaissance y participe. À l'université, il fera partie d'un groupe, d'une association protestante, la religion dans laquelle il a grandi. Il s'ouvre à lui-même en découvrant une intimité n'appartenant pas à sa famille (pp. 19-20). À partir de là, il entreprend, s'implique dans de nombreuses activités, dirige (un club), se construit un sentiment de maîtrise (présidence d'assemblée). Il connaît son premier flirt avec Helen.

On voit un garçon qui prend de l'assurance, qui veut intervenir dans son environnement, influencer pour « la possibilité d'une amélioration constructive des conditions de vie individuelles ». Du slogan « notre génération évangélisera le monde » du groupe des Étudiants bénévoles auquel il s'inscrit, il dit « je trouvais cet objectif enthousiasmant » (p. 21). L'engagement idéaliste alimente (ou est alimenté par) le désir d'action, d'influencer, qu'on retrouvera dans la définition de ce qu'il deviendra et qu'il dit de lui-même, « un psychothérapeute profondément intéressé par la dynamique du changement dans la personnalité » (p. 5). Mais il veut penser par lui-même, influencer, agir, mais ne pas dépendre. « J'avais envie d'un champ d'action où ma liberté de penser ne serait sûrement pas limitée » (p. 33). La pression de l'engagement devient trop forte. Il quitte le groupe. « Je décidais de m'écarter du ministère religieux parce que (...) il me faudrait croire en une doctrine religieuse particulière » (p. 33).

Se construire son propre savoir, « seul »

Le besoin de ne pas dépendre de quelqu'un est accompagné d'une volonté d'action « solitaire ». L'aventure, les voyages, les cheminements (de la pensée aussi) sont d'autant plus sources de plaisir qu'ils marquent, dans leurs conditions de réalisation et leurs buts, l'indépendance. La lune de miel délicieuse « à cause de ce manque d'expérience », le retour en voiture, par exemple, « (...) et ce fut une merveilleuse aventure que de faire toute cette route, jusqu'à New York, ne dépendant de personne, dans notre voiture personnelle » (p. 30).

Il en est de même vis-à-vis des études et de sa (la) formation. Non seulement il ne veut pas être « nourri d'idées à la petite cuiller » (p. 32), mais souhaite organiser son programme, ses examens, sans l'ingérence d'un enseignant (à la rigueur présent mais sans le droit à la parole). Il arrive à en convaincre le groupe d'étudiants dont il fait partie : « Nous voulions explorer nos propres questions et nos propres doutes et suivre notre propre cheminement » (p. 32).

Les deux enseignants particulièrement sévères qu'il a eu au lycée et au séminaire avaient au moins pour excuse d'être savants et érudits (p. 31) et ils « savaient penser en toute indépendance et respectaient profondément l'indépendance de leurs élèves » (p. 32).

Du cours de psychologie clinique, il retient le nom de l'enseignante qui « était pleine de chaleur humaine, très soucieuse de l'individualité de chacun, tout en faisant de la bonne recherche scientifique » : un modèle ! Avec elle, il fait ses « premières armes de clinicien avec des enfants, les testant, causant avec eux, les traitant comme de fascinants objets d'étude mais contribuant aussi à faire des plans pour leur bien-être » (p. 34). Comme avec les papillons ?

Respecter l'individualité et agir pour le bien-être de l'autre, c'est ce qu'il veut pour lui et ce qu'il va essayer de mettre en œuvre pour les autres. Il quitte le séminaire pour l'école de pédagogie. On peut s'étonner qu'il insiste sur le fait que « À nouveau, cette transition s'effectua relativement sans douleur » (p. 34). En effet, pourquoi cette transition aurait-elle pu être douloureuse ? Parce qu'il quitte le séminaire ! Il quitte donc une part de tradition familiale. Pour lui, il y a de quoi culpabiliser, mais en même temps c'est encore une fois rompre pour être indépendant et continuer d'agir pour l'humanité, pour le bien des autres. Les finalités ne changent pas, mais il veut les mettre en œuvre lui-même, à sa manière, pas comme on pourrait lui dire de faire.

Pendant douze années il « s'immerge » dans la pratique psychologique « pour des enfants délinquants ou appartenant à des milieux marginaux » (p. 41). Cette expérience lui permettra d'affermir son point de vue : « de plus en plus, je me formulais un point de vue personnel à partir de mon expérience clinique quotidienne » (p. 41).

Cela prend d'autant plus d'importance qu'il « perd » l'illusion de la justesse du savoir des « autorités ». Il se rend compte qu'elles peuvent se tromper et il y a toujours du nouveau à découvrir (p. 42). On le sait, l'investigation intellectuelle signe une émancipation par rapport à l'autorité. Alors, symboliquement il s'autorise à ne plus s'y soumettre et à penser par lui-même.

« Rapport au savoir » de reconnaissance

« Je trouvais que mes parents faisaient plus attention au frère qui me précédait qu'à moi » (p. 10). Cette phrase nous semble porter le sens d'origine de nombre de ses attitudes de recherche de reconnaissance et permet de comprendre la tension permanente qu'il a pour le savoir. Ce besoin d'être reconnu, aimé, valorisé se présente chez lui d'une manière qui semble exacerbée : être le préféré « Je fus bouleversé (...) qu'ils étaient heureux de me revoir et qu'ils me préféraient à l'autre enseignant plus expérimenté » (p. 46), celui qui est choisi « (...) c'était pour moi une chose incroyable, formidable que d'être choisi (...) pour participer à une expérience aussi extraordinaire » (p. 22).

Il se lance dans la réalisation d'expériences « sérieuses » pour prouver qu'il n'est pas un rêveur, comme pourraient le penser ses parents à le voir lire et ne rien faire : « Mes parents, eux-mêmes élevés à la campagne, étaient des gens à l'esprit pratique qui gardaient les deux pieds sur terre » (p. 7). Il faut donc être pragmatique. Le savoir permet de maîtriser la nature, d'agir sur le réel dans une logique de rationalité et de recherche des causalités. L'étude des papillons en est un exemple, en même temps qu'elle illustre le sentiment de devoir faire ses preuves en référence aux positions parentales dont il veut s'échapper, mais de manière à être reconnu : « J'entrepris mon premier projet de recherche indépendant (...). Dans mon domaine très limité et très spécialisé, je devins une sorte de biologiste » (p. 13). Il semble que l'acquisition du savoir passe par le désir de maîtrise dans une dynamique de transgression de combat d'adolescence : « La construction d'un modèle expérimental adapté, le principe des groupes de contrôle, le contrôle de toutes les variables (...), tous ces concepts, je les absorbais (...) entre treize et seize ans, en lisant » (p. 14).

On retrouve plus tard cette même dynamique. Avec « obstination », il s'agit souvent de gagner, par sa valeur, sur les autorités : « Il s'ensuivit une longue et amère bataille (...) ; mais pour finir, je gagnai et devins le premier directeur du Centre de guidance de Rochester » (p. 46). « Le Département de Psychologie me demanda la permission de mettre mes cours à son programme, me reconnaissant ainsi, à la fin, la qualité de psychologue. Rien qu'en écrivant ces paragraphes, je me rends compte avec quelle obstination j'ai suivi ma route (...) » (p. 47).

Il exprime, de nombreuses fois, son émotion de réussir, grâce à ses connaissances, à faire advenir ses projets et à être revalorisé : « Je réussis à la gagner à mon point de vue, en lui expliquant la situation et ce malgré mon jeune âge et mon inexpérience relative » (p. 37), et « (...) je fus invité à donner quelques cours (...). Je trouvais cela très gratifiant et cela me donna confiance en moi » (p. 45).

Il dit quelquefois qu'il est chanceux (nous y reviendrons pour conclure) mais il met tout en œuvre pour réussir en même temps qu'il en exprime la surprise : « Je fus flatté de recevoir une invitation à faire des cours à l'Université de Chicago (...). À ma grande surprise », par quelqu'un d'important, « Ralph Tyler, qui occupait plusieurs postes importants (...) me demandant (...) de venir résider à Chicago, de manière permanente, pour y organiser un Centre de Conseil Psychologique. » (p. 52).

À chaque fois qu'il se sent revalorisé par des personnes ou des événements, il exprime sa surprise alors qu'il a tout fait pour obtenir ce qui semble le surprendre. Ne pas être certain de valoir ce qu'il veut obtenir alimente la tension qui le pousse, encore plus, à entreprendre. Nous reviendrons, plus loin, sur cet aspect. On pourrait penser qu'il s'agit d'une fausse surprise, mais il s'interroge et se met au défi : « je me suis souvent posé des problèmes sur mes capacités (...) » (p. 80), « Je suis très sensible à tout jugement émanant d'une autorité que je tiens pour compétente » (pp. 80-81). En maintes situations, il est en jeu et montre une propension à trouver dans la suite des événements, même douloureux, une issue positive, des signes finalement revalorisants : « (...) mes idées ne furent ni comprises ni bien reçues (...) il m'en reste un souvenir cuisant (...) Le silence était assourdissant (...) je reçus très peu de félicitations (...) cet article a été choisi (...) j'ai compris que ce premier essai tâtonnant avait reçu une certaine attention » (p. 59).

La surprise qu'il exprime pourrait correspondre à une défense anticipée bien compréhensible. Il se prépare à l'échec : « Je ne me suis jamais donné comme objectif central de faire plaisir à mes supérieurs. Parfois j'ai été compris d'eux, parfois non. Cela n'a jamais eu pour moi beaucoup d'importance » (p. 80). Dans de nombreux passages on voit qu'il n'en est rien. Il y est au contraire très sensible. Par exemple : « Du fait de cette attitude [opposition rebelle], j'ai été touché aux larmes lorsque l'APA m'a honoré de la première de ses trois distinctions scientifiques. Les psychologues me considéraient donc au fond comme l'un des leurs » (p. 78).

L'entretien du sentiment de compétence et d'auto-efficacité[30], qui nous semble le caractériser, le porte à se risquer : « J'ai toujours été intimement persuadé de mes capacités à passer un examen et à répondre aux exigences d'un employeur » (p. 80). On peut penser que c'est cette « gestion » du doute, du défi et de la recherche de revalorisation qui lui a permis de tirer, de toutes les situations qu'il évoque, les renforcements de motivation à poursuivre. « Quand ce fut le moment de l'examen (...) je me souvins de ma surprise (...). Je me présentais et réussis comme je m'y attendais. (...) je fus surpris de découvrir, par hasard, que j'avais obtenu le score le plus élevé (...) au test de performance intellectuelle (...) et aussi les meilleures notes à l'examen (...) » (p. 34). Il montre une capacité étonnante à interpréter et réutiliser les événements comme des signes de valorisation qui entretiennent la confiance en soi. Lorsque ses idées sont reprises on trouve ce mécanisme de plaisir et de fierté : « Je découvris avec joie » (p. 71), « Cela me semble curieux » (p. 83). À propos du succès de son livre, par exemple : « Je ne sais qui de nous deux a été le plus surpris devant le nombre d'exemplaires vendus qui dépasse aujourd'hui les quatre-vingt mille » (p. 49) et « Je n'en reste pas moins sidéré quand je songe qu'il y aura bientôt seize volumes de mes travaux et articles en japonais » (pp. 70-71).

Évidemment, plus le risque était grand, plus l'effet de réussite participe à la reconnaissance et à la construction d'une image de soi qui permettra de se lancer encore dans

---

30 Bandura, A. (2002). *L'auto-efficacité, le sentiment d'efficacité personnelle.* Bruxelles : De Boeck.

une nouvelle aventure. À chaque fois il en ressort plus valorisé.

« Ça marche » pour lui. Il va essayer que ce soit possible pour les autres et en faire un métier !

Voyons, quand même, comment on peut comprendre la contradiction : vouloir développer le « penser seul en indépendance » et exercer un pouvoir sur les autres.

De moi à l'autre, C. Rogers formateur-facilitateur

Penser par soi-même, c'est le plus important, c'est se sentir libre. Seules les contraintes qu'on s'impose donnent le sentiment de liberté. Il s'en forge une « philosophie » d'intervention et d'enseignement : permettre à l'autre de se forger ses propres jugements. Il ne faut ni contrôler l'étudiant, ni son environnement universitaire : « Il [le conseiller] se refusera à agir directement sur l'environnement de l'étudiant (...) afin de faciliter l'adaptation de l'étudiant » et ses possibilités de chercher lui-même, en toute clarté et indépendance (pp. 53-54).

Il se défend d'un exercice direct du pouvoir dans les situations d'enseignement ou de formation. Le formateur, l'enseignant qu'il est, existe avec son (ses) savoir(s) en exerçant une influence, une forme de pouvoir pour l'autre. En retour, il reçoit ce que « chaque personne ressent de changement en soi. Je suis récompensé (...) » (p. 88).

Ce n'est pas la non-directivité qu'il promeut ; c'est la « non-contrainte ». Le formateur, l'enseignant n'est pas neutre. Il influence, propose mais ne doit pas imposer : « j'inspirais les thèses (...) » (p. 56), et « nous n'avons pas besoin d'être enseignés (...) ce dont nous avons le plus besoin (...) est une sorte d'introduction intelligente et fructueuse à l'apprentissage personnel » (p. 58). « Ne pas contraindre » ne signifie pas « ne pas intervenir ».

La mission d'intervention vise l'autonomie de l'autre : « il nous est impossible d'enseigner quelque chose à quelqu'un, nous pouvons seulement faciliter l'apprentissage personnel d'autrui » (p. 57). Mais développer les conditions de l'autonomie nécessite d'y consacrer beaucoup de temps et d'énergie, comme il le fait remarquer à un moment où il ne s'y est pas suffisamment attaché (p. 68). Pour l'apprenant, comme pour le formateur, cela « implique la totalité de la personne et s'oppose au bourrage de crâne » (pp. 74-75).

Le savoir n'est donc pas quelque chose qu'on donne à l'autre, ce n'est pas un objet qu'on transmet, mais ce qui permet des transformations. Souvent (et particulièrement vers la fin de sa biographie), Rogers exprime cette position de puissance et les moyens d'y parvenir : « Je veux apposer ma marque (...) il est important pour moi d'avoir une influence (...) Je tiens absolument à ce que mon travail ait une influence » (p. 87), « Afin d'avoir une quelconque influence il me fallait (...) » (p. 89), etc. C'est une tension permanente (« mon acharnement », p. 91) que cette recherche de création, pour les autres, de ce qu'il veut (ou aurait voulu) encore et encore, pour lui (« capable de m'offrir le genre d'aide dont j'avais besoin », « que je souhaitais pour moi-même », pp. 61-62). Comme s'il ressentait toujours un carcan dont il ne cesse de vouloir s'échapper. Comme si, pour cela, il devait lui-même « libérer les gens pour leur permettre d'évoluer » (p. 88). On peut penser que c'est cette tension paradoxale qui nourrit son désir de formateur et, peut-être plus encore, de thérapeute : exercer sa liberté pour agir et créer cette liberté qui permet d'être agissant.

« Rapport au savoir » de maîtrise - influencer

Il veut exercer un pouvoir, mais pas la contrainte qu'il ne veut pas subir lui-même. Influencer est une forme de pouvoir mais dégagé de la culpabilité de contraindre. C'est une action philanthropique : « Je tiens beaucoup à avoir de l'influence sur les autres mais j'ai très peu envie d'exercer sur eux une quelconque autorité ou un quelconque pouvoir » (p. 6).

Ce qui est bon pour lui est bon pour les autres (ne fais pas aux autres ce que tu ne veux pas qu'on te fasse). Il ne veut pas blesser comme il l'a été. Souvenons-nous de l' « humour non sans une certaine méchanceté » qu'il sentait subir : « (...) ces taquineries n'étaient pas un condiment indispensable des relations humaines » (p. 9). Pour lui, il s'agit d'aider les autres, réalisant ainsi son désir de maîtrise, d'influence ; se réalisant lui-même : « Je fis des progrès réels en cherchant à l'aider » (p. 38). En ne subissant pas le pouvoir et en n'exerçant pas de « pouvoir policier » sur les autres il se sent plus efficace en leur permettant d'être eux-mêmes. De cette manière, il se fait accepter en exerçant son pouvoir de façon plus efficace : « Cela me fit réaliser à quel point je m'étais écarté de toute approche coercitive (...) non par a priori philosophique, mais parce que ces types d'approche n'avaient qu'une efficacité de surface » (p. 43) ; comme ses parents lui en avaient offert le modèle : « Ils étaient passés maîtres dans l'art d'un contrôle subtil et aimant. Je ne me rappelle pas avoir jamais reçu un ordre direct à propos de quelque chose d'important » (p. 8). On peut trouver là l'économie personnelle qui le conduira à l'action non directive. Il se sent d'autant plus libre et indépendant qu'il pense ne rien demander aux autres : « L'idée, semble-t-il, ne me serait jamais venue de demander de l'aide à quelqu'un » (p. 26). C'est oublier un peu vite qu'il demande à Helen d'abandonner ses activités pour le suivre, par exemple. De plus, en exerçant cette forme de pouvoir par l'influence, il aura d'autant moins à culpabiliser qu'il a le sentiment qu'il fait plaisir aux autres ! « Je commençais à comprendre que je n'étais pas le seul à me faire plaisir (...), mais que cela plaisait aux gens » (p. 46).

Le « besoin » de maîtriser s'exprime aussi chez lui sous des formes d'interventions sociales, en prenant conscience de ses capacités : « la seule chose dont l'homme puisse être sûr c'est de sa propre expérience (...) en toute indépendance, les idées étaient miennes, la méthode de travail la mienne (...) j'y acquis une certaine confiance dans mes capacités à aborder un nouveau problème intellectuel et à le maîtriser » (pp. 24-25), « la présidence d'une assemblée ne m'a plus jamais fait peur (...) » (p. 20), « je décidais (...) de devenir pasteur » (p. 21). Cette velléité n'aboutira pas car la croyance qu'il veut faire partager est celle qui le meut : la croyance en soi.

Rogers chanceux et « philobate »

Plus encore, s'il est ce qu'il est c'est parce qu'il a rompu : « J'ai également eu la chance d'avoir rompu avec ma famille et mes croyances religieuses (...). Ceci aussi a contribué à me donner confiance en moi » (p. 79).

« Je *crois*[31] en ce que je fais, je fais plus confiance à mon expérience qu'à telle ou telle " opinion autorisée " » et « Fondamentalement, je crois en moi » (p. 92). Il nous répète et nous dit, dans ces dernières lignes, son assurance que grâce à cette force il peut affronter n'importe quelles éventuelles erreurs ou impasses. Dans cette foi, il nomme « la chance » ce qui lui échappe et apporte la « lumière », et le don qu'il a est ce qu'il maîtrise : la saisir. « J'ai une sorte de penchant (ou de don) pour me trouver à l'avant-garde de ce qui est en train de se développer » (p. 81).

Cette confiance en soi permet le risque. Toute nouvelle situation devient une aventure. Pour lui, le monde, les autres, l'inconnu, sont des occasions de se réaliser. Le summum ne serait-il pas de s'exposer, de se mettre soi-même en jeu ? « Je me suis mis progressivement à me révéler à autrui avec plus de hardiesse » (p. 90).

On peut illustrer cette conduite en faisant un détour à partir d'une de ses activités de loisir : la plongée sous-

---

[31] En italique dans le texte.

marine, « dans différents coins isolés du Mexique ou des Caraïbes où personne ne savait que j'étais psychologue. Là, la plongée sous-marine, la peinture et la photo-couleur devenaient mes principales activités » (p. 62).

La plongée est une activité, quelquefois un sport, de groupe (une palanquée). Chacun doit se sentir responsable de tous. La sécurité de chaque plongeur dépend aussi des autres. La confiance entre les membres en est le fondement. La place du groupe dans cette activité nous semble bien correspondre à la définition qu'en donne Kaës : « Le groupe est fin et moyen du désir héroïque devant l'énormité des incertitudes et de la quête, il protège, garantit, justifie, assure, renforce, règle »[32].

Le plongeur fait « corps avec le groupe » (Kaës, 1976[33]). Si un événement survient, le plongeur sous-marin peut utiliser le groupe comme contenant de l'excitation en rétablissant un espace transitionnel.

La plongée est l'occasion d'un jeu de maîtrise et une expérience de vie. Le contrôle des émotions est « vital » (accélération cardiaque, risque d'essoufflement). La capacité de contrôle sur lui-même et sur l'environnement apporte au plongeur une assurance personnelle et un sentiment de puissance. Il se prouve qu'il est capable de surmonter les difficultés et se sent alors maître de son destin, en ayant prise, voire une emprise sur l'environnement. Ce comportement correspond au « philobate » de Balint[34] qui se caractérise par le désir de maîtrise d'un monde étranger, la quête existentielle de repères, de règles, la construction de l'identité faite de plaisirs, de peurs et d'assurance confiante, hors de la zone

---

32 Kaës, R. (1976). *L'appareil psychique groupal, construction de groupe.* Paris : Dunod.

33 *Ibid.*

34 Balint, M. (1981). *Les voies de la régression.* Paris : Payot (1959).

de sécurité, alors qu'à l'opposé l'« ocnophile » ne supporte pas d'être hors de la zone de sécurité.

On peut voir dans la plongée (comme dans la spéléologie) le rôle de la maîtrise et du contrôle ainsi que la nécessité d'avoir une prise sur la réalité et l'inconnu. Il nous semble que le rapport au savoir de Rogers s'inscrit dans cette dynamique. Ces activités apportent, participent à, procurent, un renforcement narcissique. Quand la maîtrise est atteinte, dangers et angoisses tendent à disparaître, et un sentiment de victoire sur le « Moi » peut apporter un plaisir intense. D'autant plus qu'il s'agit de « l'Autre », comme par exemple : « Helen et moi nous nous fiançâmes, le 29 octobre 1922. J'avais beaucoup douté de pouvoir la conquérir et je nageais dans la joie ».

En conclusion, être sensible et avide des signes qui le confirment dans sa valeur, Carl Ransom Rogers est un modeste fier et un timide assuré optimiste : « Je pense avoir toujours eu l'intuition que s'il m'était donné de faire ce qui m'intéressait le plus, tout le reste s'arrangerait de soi-même » (p. 39). La confiance en lui qu'il acquiert lui donne le fondement d'une témérité qui lui permet de s'engager, de se sentir libre et de réussir en éprouvant un plaisir particulier à se lancer des défis, à surmonter les difficultés et à être créatif. C'est ce qui lui plaît, il en est conscient. C'est le ressort de sa motivation. Il nous le dit : « Je m'en rends compte, mon " sentiment de puissance " vient de ma certitude à pouvoir servir de catalyseur et produire l'imprévisible » (p. 87). Son œuvre se construira dans le désir qu'il en soit ainsi pour les autres.

Rogers, ou de l'autodirection

Philippe Carré

Le projet de ce chapitre est de contribuer à restaurer un aspect mal compris de la pensée pédagogique de Rogers par une lecture double. D'une part, nous chercherons à dénoncer la torsion conceptuelle qui a abouti à transformer, par une traduction hasardeuse en français, la notion rogérienne initiale d' « autodirection » en celle de « non-directivité », notion que Rogers a très vite abandonnée et dont Peretti a pu dire, en un euphémisme délicat, qu'elle fut « exagérément déclinée et partialement interprétée » (Peretti, 1997). Selon Marc (2000), « la non-directivité désigne le fait de *s'abstenir*[35] de toute pression sur le sujet (individuel ou collectif) pour lui conseiller ou lui suggérer une direction, pour se substituer à lui dans ses perceptions, ses évaluations ou ses choix ». La notion (principalement francophone) de *non-directivité*, issue d'interprétations libres des textes de Rogers, recouvre en effet avant tout l'idée d'*absence* d'intervention, d'abstinence pédagogique, de retenue bienveillante face aux demandes du sujet ou du groupe. Or selon Long (1991), l'*autodirection* en formation représente « un processus mental intentionnel dirigé par la personne, généralement accompagné et soutenu par des activités comportementales d'identification et de recherche

[35] Italiques rajoutés par l'auteur de ce chapitre.

d'information »[36]. Apparemment complémentaires, ces deux notions se révèlent, en seconde analyse, quasiment contradictoires dans de multiples situations pédagogiques. Si la demande (autodirigée) de l'apprenant est de bénéficier d'aide, de conseil, de soutien, voire de guidance ou de direction, la personne-ressource sera amenée à *intervenir de façon active* dans le processus d'apprentissage du sujet, voire à en influencer le cours, si l'un et l'autre l'estiment nécessaire. Le formateur « rogérien » ne pourra se contenter de l'attitude non-directive conventionnelle. Celle-ci se révèlerait contraire à l'intérêt de l'apprenant en privilégiant la doctrine pédagogique du formateur (non-directive) sur la demande d'aide de l'apprenant (autodirigée). Or, et c'est ce que nous chercherons à démontrer ici, la posture rogérienne est avant tout d'aide, d'accompagnement à l'autodirection, plus que de respect dogmatique de la lettre non directive...

D'autre part, en puisant dans son *Autobiographie*, nous chercherons à confirmer cette première lecture d'un Rogers, non pas héraut de la non-directivité, mais pionnier de l'autodirection en formation. Pour ce faire, nous identifierons, dans son propre itinéraire, la présence des trois concepts centraux d'une théorie sociocognitive de l'autodirection en formation (autodétermination, autorégulation et auto-efficacité), nous basant pour ce faire sur un travail récent de construction conceptuelle de l'autodirection en formation (Carré, 2003). Le concept d'*autodétermination* illustrera les formes choisies, délibérées, proactives de motivation, par opposition aux formes extrinsèques (imposées, contrôlées, introjectées) d'engagement dans l'action (Deci & Ryan, 2000). L'*autorégulation* sera utilisée comme concept fédérateur des pratiques d'apprentissage autodirigées vues sous

36 Traduit par nos soins.

l'angle des stratégies, des conceptions de l'apprentissage et de la métacognition (Zimmerman, 2002). À ces deux dimensions de l'autodirection dans l'apprentissage, il conviendra de rajouter leur base commune : *l'auto-efficacité* (ou perception de compétence) développée dans les approches sociocognitives de l'apprentissage par Bandura (1997) pour désigner les jugements et croyances que les gens construisent à propos de leurs propres capacités.

L'hypothèse posée ici est que Rogers, dans son propre cheminement, parcourt un itinéraire autodirigé, que l'on cherchera à détecter sous ce triple éclairage. La lecture de l'*Autobiographie* permet d'illustrer le poids de chacun de ces trois concepts dans la pensée rogérienne, et de consolider l'image de « Rogers, apprenant autodirigé », à travers le rapport que celui-ci dit avoir entretenu avec les études et l'apprentissage, la science, le travail et sa pratique enseignante. Image à notre sens plus forte, plus congruente et plus juste de Rogers que celle d'« enseignant non directif » qu'il aurait sans doute, comme nous allons l'entrevoir, lui-même déniée...

Enfin, on tirera de cette démonstration certaines implications pour la pratique pédagogique d'accompagnement autour de l'idée rogérienne de « facilitation », aussi lointaine de la coercition pédagogique directive que de l'abstinence non directive, idée que de multiples aspects du génie rogérien nous aident à préciser.

Rogers et la non-directivité, ou le pédagogue trahi

Nous cherchons d'abord à montrer, à partir de la comparaison de deux éditions de *Freedom to Learn* (l'une originale en anglais, l'autre la première traduction en français, texte qui forma la base de la diffusion des idées de Rogers sur la pédagogie en France), que Rogers (1969) était peu favorable, voire même hostile, à l'usage du terme de non-directivité (*non-directionality*), notion en fait reconstruite en France dans les années post-1968 par une communauté pédagogique en recherche de nouveaux concepts fédérateurs et radicaux (Marc, 2000).

« Rogers », nous dit Peretti dès 1969 (année de parution aux États-Unis de *Liberté pour apprendre*), « Rogers, qui a répandu le terme de non-directivité, n'utilise plus ce terme. Il a préféré, *depuis vingt ans bientôt*[37], l'expression *centré sur le client* ou *centré sur le groupe* pour définir sa démarche ». À l'orée des années 50, à l'époque donc où il prononce sa fameuse déclaration de Harvard qui va bientôt faire scandale (1952), déclenchant comme une traînée de poudre l'adhésion (ou le rejet) face aux dimensions subversives et radicales de sa pensée pédagogique (« ... tout ce qui peut être enseigné à une autre personne est relativement sans intérêt »[38]), Rogers cherche moins que jamais à développer le terme de non-directivité. Ce sont, quelques années plus tard, d'une part ses exégètes (Pagès, 1965 ; Peretti, 1966 ; Hameline et Dardelin, 1967 ; Poeydomange, 1984) et d'autre part ses critiques (par exemple Snyders, 1973), aussi énergiques et écoutés les uns que les autres, qui vont donner à la notion de non-directivité une surface médiatique et un retentissement idéologique non seulement hors de proportion, mais finalement parfois contradictoire avec la pensée de Rogers telle qu'on peut la saisir à travers ses propres textes.

Cette torsion, pour ne pas dire trahison, de la pensée et du message rogériens, largement construite dans les années 60, à travers et, sans doute, pour servir, les idéologies radicales et contradictoires qui ont suivi l'explosion de 68, persiste au début du XXIe siècle. Pour afficher un article de présentation de l'œuvre de Rogers, la célèbre revue *Sciences Humaines* ne choisit-elle pas, en

---

[37] Ces italiques sont les nôtres (PC).

[38] Voir Tours, 1993.

janvier 2000, le titre « Carl R. Rogers : l'inventeur de la non-directivité » ? Les experts eux-mêmes contribuent encore à ce jour à entretenir la confusion : Marc, fin psychosociologue et connaisseur éclairé de notre auteur, emboîte le pas du journaliste dans l'article en question en insistant sur cette dimension « non directive » (pourtant quasiment absente du vocabulaire rogérien), tout en signalant que « La non-directivité (...) implique la confiance dans les capacités d'autodéveloppement et d'autodirection du sujet (...) » (Marc, 2000). Il n'est pas jusqu'à Peretti, compagnon de route, disciple et exégète impénitent et talentueux de Rogers, qui ne sacrifie au dérapage sémantique dans son magistral ouvrage *Présence de Carl Rogers* (1997). D'abord, quand il cite Pagès pour qualifier l'expérience de l'*Union Seminary* relatée par Rogers dans son *Autobiographie* comme « première expérience pédagogique non directive » (Peretti, 1997, p. 42), alors qu'il nous semblerait infiniment plus juste de qualifier cet épisode d'expérience *d'apprentissage collectif autodirigé*. Cette expérience illustre en effet davantage le poids des actions entreprises par le collectif d'apprenants que celui du mode d'animation pédagogique ! (*Autobiographie*, pp. 31-33). Ensuite, quand, dans l'index de son livre, Peretti sélectionne douze fois le terme de « non-directivité » et en bannit les termes d'autodirection, autodirectivité, autodétermination malgré leur usage régulier au fil des pages, il confirme la surévaluation d'un registre lexical et le refoulement de l'autre[39]. Notons que cette analyse ne pourrait pas être

[39] Les encouragements d'André de Peretti au cours d'un passionnant entretien à la veille de son intervention au second colloque européen sur l'autoformation de Lille (1995) nous ont convaincu de la pertinence de l'analyse ébauchée ici. Il n'est pas impossible que cet illustre prédécesseur y ait également trouvé matière à relativiser le statut de la non-directivité dans la pensée de Rogers, à l'occasion de son ouvrage *Présence de Carl Rogers* alors en cours d'élaboration. Ce

étendue aux ouvrages dont Rogers lui-même a contrôlé la publication : dans l'index de l'édition américaine du *Développement de la personne* (1961), le terme de non-directivité n'apparaît pas, tandis que les références au *self* parcourent l'ouvrage et que l'entrée « self-direction » (autodirection) renvoie à une section entière du livre.

Pour en revenir à Peretti, cet auteur a bien relevé dans ce dernier ouvrage (1997), et à de multiples reprises, le choix sémantique de Rogers. À propos des racines de l'œuvre pédagogique de ce dernier, qu'il situe chez Kilpatrick et Dewey, dans le courant américain de l'éducation par l'expérience et la responsabilité, les notions d'autodirection et d'apprentissage autodirigé sont citées cinq fois en six lignes (Peretti, 1997, p. 43). Il rappelle ensuite que seulement deux titres de publications de Rogers (sur plus de deux cents) comportent le terme de non-directivité en 1946, et qu'en 1969, le terme n'est cité que pour le dénoncer (p. 73) ; nous y reviendrons bientôt. La notion d'autodirection est enfin mise en exergue des conceptions de la personne par Rogers (p. 182) en 1965 : « l'homme est directionnel », ce que Peretti commente comme suit : « l'homme est par nature, autodirectionnel et non réactionnel ». L'*autodirectionnalité* est alors présentée comme une caractéristique du vivant chez Rogers (pp. 182-183). En définitive, semble conclure Peretti, il y a bien eu maldonne dans l'appropriation de la pensée de Rogers en France : selon lui, les « thèmes porteurs de Carl Rogers (...) furent significativement contractés dans l'expression de non-directivité, devenue pourtant anecdotique sinon anachronique pour Rogers et ses coéquipiers ; mais elle fut en France exagérément déclinée et partialement interprétée, comme nous l'avons déjà fait remarquer » (p. 119).

---

qui expliquerait que subsistent dans cet ouvrage des traces à la fois de l'ancienne vision et de sa critique que nous avons l'honneur de partager avec lui...

Quelques pages plus loin, notre « passeur » francophone franchit même le Rubicon, transgressant la coutume, infondée mais bien installée, de l'assimilation de Rogers et de la non-directivité, en proposant le terme d'« enseignement autodirectionnel » pour caractériser la pédagogie rogérienne. Nous sommes ici au cœur de la métamorphose conceptuelle, et il convient de noter que celle-ci s'opère par l'intermédiaire du plus grand commentateur de la pensée rogérienne en français... Autodétermination, auto-évaluation, autodirection (*self-direction*) sont au cœur de l'« enseignement autodirectionnel », certes, mais celui-ci intègre également pédagogie des petits groupes, contrat d'apprentissage, utilisation des ressources, respect du cadre et des horaires, aide personnalisée et différentielle aux élèves, etc. Nous sommes ici au plus près des conceptions actuelles de l'autoformation « accompagnée », « assistée », ou encore « éducative »... Et bien loin de l'abstinence pédagogique non interventionniste des courants francophones de la « non-directivité », tel qu'on a pu en juger des développements au cours des années 70 !

L'un des chapitres les plus emblématiques de la pensée de Rogers, selon de nombreux commentateurs, se trouve situé au cœur de son ouvrage pédagogique majeur, *Liberté pour apprendre* (1972). Là, dans une congruence remarquable avec sa philosophie, c'est à travers le journal de bord tenu par une enseignante (Ms Shiel) que Rogers nous livre un verdict assez cinglant sur le phénomène que nous cherchons ici à analyser. Le terme anglais originel utilisé dans ce chapitre est *self-direction*, dans toutes ses déclinaisons (*self-directed, self-directedness, self-directing*), correctement traduit par *autodétermination* dans l'édition française[40]. Le terme apparaît dix fois en quatorze pages dans le texte en français. En regard de cet usage fréquent et appuyé de la notion d'auto-direction/autodétermination, le terme de non-directivité n'apparaît que deux fois dans le texte, et pour y faire l'objet d'une critique sans retour. Lisons les lignes suivantes, attribuées à la plume de Ms Shiel mais reprises dans chacune des trois éditions de l'ouvrage de référence de Rogers (*Freedom to learn*, 1969, 1983, 1994) :

« Pour décrire notre régime, j'emploierais plutôt le terme d' « autodéterminé » (*self-directed*) que celui de « non directif » (*non directional*). Je crois qu'il rend mieux compte des objectifs comme aussi de la réalisation concrète de notre programme. La méthode est dirigée en ce sens que nous devons travailler dans le cadre d'un programme et d'un horaire. Elle est autodéterminée en ceci que chaque enfant est responsable de son propre plan de travail au sein de cette structure » (Rogers, 1969/1994)[41].

C'est donc bien à l'autodirection que se référait Rogers dans ses plus fameuses pages de pédagogie, et non à la non-directivité, qu'il dénonçait implicitement... Nous chercherons, en conclusion de ce chapitre, à montrer en quoi, au-delà d'un simple changement de focale, qui passe de l'enseignant à l'apprenant avec le glissement d'un terme à l'autre, cette posture rogérienne de la « facilitation de l'autodirection » est radicalement différente de la silencieuse abstinence de l'animateur non directif qu'on a

---

40 Même si nous aurions quant à nous utilisé l'équivalent direct « autodirection », sans doute moins porteur que celui d' « autodétermination » dans les années 60 et 70 en France, pour les raisons politiques que l'on sait : décolonisation et mouvement de mai...

41 Nous avons vérifié la conformité du texte original de l'ouvrage de Rogers en anglais et de sa traduction dans la parution de 1972 en français.

pu, un temps, prendre pour porteuse de la pensée pédagogique de Rogers.

Rogers, apprenant autodirigé

L'autodétermination, au cœur de la théorie

Pour Deci et Ryan (2000), le *sentiment d'autodétermination* représente la perception de son degré de proactivité, de choix, de liberté d'agir par le sujet lui-même. À la base on retrouve la théorie du locus de causalité (chez de Charms) qui oppose un individu « pion » à un individu « agent » et postule que l'être humain est structurellement orienté vers le pôle « agent », dominé par une « causalité interne » pour développer pleinement ses potentialités. La théorie de l'autodétermination postule que le sujet est proactif, orienté vers l'avenir et susceptible de développer son aptitude à faire des choix et à agir en fonction de ceux-ci.

Cause et conséquence à la fois de l'œuvre de Rogers, l'autodétermination forme le centre de sa théorie. On a vu d'ailleurs que ce terme a été choisi par ses traducteurs pour illustrer le concept rogérien central de *self-directedness*. On retrouvera l'idée d'autodétermination au fil des pages de son *Autobiographie*, pour exprimer ce goût de l'indépendance, du libre choix et de la proactivité qui accompagne tout l'itinéraire de formation personnelle de Rogers. L'idée apparaîtra à propos de son « premier projet de recherche indépendant » auprès des papillons de son enfance (p. 13), puis à l'occasion du travail à la ferme l'été : « c'était une leçon d'indépendance que d'être mon maître (...) je devais prendre les décisions nécessaires et agir seul de manière appropriée » (p. 15). Même le fait, bien anodin, de rester en classe après les horaires officiels, est interprété comme un acte d'autodétermination significatif : « Ce défi lancé à la face de la famille (...) fut peut-être ma première manifestation d'indépendance »

(p. 10). Le voyage en Chine est l'occasion d'une prise d'indépendance autodéterminée vis-à-vis des cadres de pensée de son enfance : « je brisais les liens intellectuels et religieux qui m'attachaient aux miens » (p. 23) et d'une plongée dans l'autoformation : « Grâce à ces six mois de voyage, j'avais pu librement, sans sentiment de culpabilité ou d'insécurité, penser à ma façon, dégager mes propres conclusions et prendre parti de mon propre chef » (p. 24). Il écrira ensuite à propos de la vie universitaire : « je m'étais toujours arrangé, à peu de choses près, pour en faire à ma tête » (p. 74). Il soulignera au sujet des enseignants au *Union Seminary* l'importance de « penser en toute indépendance » et confirmera la puissance de l'autodétermination pédagogique à l'occasion d'une première (p. 20) puis d'une seconde expérience d'apprentissage collectif autodirigé qui a permis aux étudiants ainsi auto-organisés d' « explorer nos propres questions et nos propres doutes et suivre notre propre cheminement » (p. 32). Les tournants de sa vie seront généralement autodéterminés : « Je décidai soudain d'orienter ma vie autrement et de devenir pasteur » (p. 21). Comme conseil psychologique, Rogers cherchera à ce que l'étudiant-client puisse « se venir en aide à lui-même », réussisse à « élaborer son propre plan d'action » (pp. 53-54). Même son mariage, décidé en rébellion contre l'avis des parents est l'occasion pour Rogers de souligner l'importance de « ne dépendre de personne » (p. 30). Plus tard, son obtention d'une qualification de psychologue lui révèlera selon ses termes « avec quelle obstination j'ai suivi ma route, sans trop me préoccuper de savoir si je restais ou non dans la ligne de mon groupe de référence » (p. 47).

Finalement, l'autodétermination est une notion aussi centrale pour Rogers que celle de liberté, qui en représente une condition d'existence. On la perçoit à travers plusieurs sous-thèmes :

- la *solitude* : « C'est lorsque je suis seul sans que personne, physiquement ou psychologiquement, regarde par-dessus mon épaule, que je produis mon meilleur travail » (p. 62),
- *l'indépendance intellectuelle* : « J'ai la chance de n'avoir jamais eu de « maître à penser » (p. 79) et *professionnelle* : « Je n'ai jamais appartenu à aucun groupe professionnel » (p. 77),
- ... résultant en une *liberté d'action* : « Cette absence d'appartenance m'a laissé toute liberté pour dévier, pour penser de manière indépendante » (p. 78),
- sous-tendue par une *motivation intrinsèque* efficiente : « Je pense avoir toujours eu l'intuition que s'il m'était donné de faire ce qui m'intéressait le plus, tout le reste s'arrangerait de soi-même » (p. 39),
- débouchant sur une *volonté* robuste : « je suis capable de faire preuve d'une détermination acharnée quand il s'agit de terminer un travail ou de gagner une bataille » (p. 6).

L'autorégulation, comme un effet de l'autodétermination

Selon Zimmerman (2002), l'autorégulation caractérise l'ensemble des représentations, affects et comportements développés de façon autonome par l'apprenant face à un but d'apprentissage spécifique. Rogers mentionne régulièrement ses capacités à faire accompagner son autodétermination, d'essence motivationnelle, de stratégies d'action autorégulées : « J'ai toujours été certain aussi d'organiser mon travail selon mes vues propres » (p. 80). À l'université du Wisconsin, au cours des deux dernières années d'études, il se félicite à la fois de l'indépendance de sa visée et de sa démarche : « Tous ces textes étaient écrits en toute indépendance, les idées étaient les miennes, la méthode de travail la mienne » (p. 25). On pourrait sans doute trouver les racines de ses compétences d'autorégulation dans son passé de jeune et brillant lecteur : « Je vivais dans mon monde à moi, fait de tous ces livres » (p. 17), puis dans l'habitude prise, très tôt semble-t-il, de développer des pratiques de suivi de ses propres apprentissages « au second degré », en faisant des comptes rendus de voyage (p. 11, p. 23), en livrant ses commentaires personnels sur l'enseignement reçu (p. 35), ou, plus généralement, en adoptant de bonnes habitudes d'auto-organisation : « Je m'organisais facilement pour préparer mes examens » (p. 34). Il a pu développer ainsi une posture réflexive, auto-évaluatrice, menant à une bonne connaissance de lui-même en tant qu'apprenant efficace et autonome : « J'ai toujours adopté une stratégie qui consistait à sauter l'obstacle » (p. 85). Cette posture le rapprocherait aujourd'hui des thématiques de l'autorégulation, de la métacognition et de l'éducabilité cognitive : il en généralisera la portée dans les termes suivants : « ce dont nous avons le plus besoin depuis l'école maternelle jusqu'au doctorat est une sorte d'introduction intelligente et fructueuse à l'apprentissage personnel » (p. 58).

L'auto-efficacité comme fondation de l'autodirection

À la lecture de l'*Autobiographie*, plus que l'autorégulation et même l'autodétermination sans doute, c'est la force et la constance du sentiment d'efficacité personnelle, ou de l'auto-efficacité de Rogers, qui étonnent le lecteur. Pour Bandura, « L'auto-efficacité perçue concerne les croyances des gens dans leurs capacités à agir de façon à maîtriser les événements qui affectent leurs existences. Les croyances d'efficacité forment le fondement de la capacité d'intervention humaine (*human agency*). Si les gens ne pensent pas qu'ils peuvent produire les résultats qu'ils désirent par leurs actions, ils ont peu de raisons pour agir ou persévérer en face des difficultés » (Bandura, 1997).

L'auto-efficacité de Rogers se manifeste fortement dans les années d'apprentissage et plus manifestement encore à l'école. Ici, il notera : « je savais lire bien avant d'aller à l'école et lisais déjà de lourds volumes d'histoires bibliques lorsque j'entrai pour la première fois en classe, à sept ans » (pp. 9-10). En dépit d'une « vie scolaire mouvementée », dira-t-il, « j'étais un bon élève et travaillais sans difficulté » (p. 14). Plus tard, non sans humour, il va « ... tenter de décrire [son] expérience, très limitée, de l'échec scolaire » (p. 34). Cette perception aiguë de ses compétences s'applique par exemple à la méthode expérimentale en sciences : « tous ces concepts, je les absorbais sans m'en rendre compte, entre treize et seize ans, en lisant » (p. 14). Constatant sa grande puissance de travail (p. 15), il remarque : « J'avais des " Très bien " à presque tous mes cours » (p. 15). Ces succès ne sont pas exclusivement intellectuels, mais aussi sociaux : « La première année, je fus élu président de la classe » (p. 16). L'épisode du voyage en Chine est l'occasion pour Rogers à la fois de ressentir la surprise d'être choisi et le sentiment d'être « un élu » (p. 22) ; il écrira au sujet de cette expérience : « j'avais acquis, à travers ce processus, une assurance et une résolution – qui ne devaient plus vaciller (...) » (p. 24). Cette perception de ses compétences d'apprenant s'affinera au cours de ses études à l'Université : « j'y acquis une certaine confiance dans mes capacités à aborder un nouveau problème intellectuel et à le maîtriser » (p. 25). À l'occasion de son seul cours de psychologie de licence, étudié par correspondance, il ira jusqu'à prouver à son correcteur de psychologie « que son chien savait raisonner » (p. 26). En somme, notera-t-il à l'occasion d'un examen parmi tant d'autres, « il ne me venait même pas à l'idée que je pourrais échouer (...) Je me présentai et réussis comme je m'y attendais ».

Sa vie professionnelle sera évidemment, dès lors, marquée du sceau d'un sentiment d'efficacité personnelle exceptionnel et croissant. Une expérience positive au *Teachers College* l'amènera à confirmer cette tendance : « Je trouvais cela très gratifiant et cela me donna confiance en moi » (p. 45). Ceci se traduira dans son auto-évaluation en tant que clinicien : « Je commençai aussi à constater que j'avais un réel sens clinique dans mes contacts avec les clients comme dans mes relations avec mes collègues » (p. 37). Son voyage au Japon en 1961 fut l'occasion pour lui de se sentir « très flatté d'être un des rares américains à être venu au Japon grâce à des crédits japonais » (p. 70). À mi-vie, son auto-efficacité est, pourrait-on dire, presque définitivement construite : « Vers la quarantaine, j'ai acquis peu à peu une confiance en moi difficile à vaincre, mais auparavant des jugements négatifs émanant de personnes compétentes m'auraient presque certainement détruit » (p. 81). L'unique et sérieux accident de sa vie relaté dans l'*Autobiographie* surgit néanmoins pour relativiser cette impression de toute-puissance face au savoir, au travail et aux autres : il en sort « convaincu de [son] incapacité totale en tant que thérapeute, de mon manque de valeur en tant que personne et de l'absence de tout futur pour moi dans le domaine de la psychologie et de la psychiatrie » (p. 61). Mais il ne tardera pas à s'en remettre, concluant son récit par une série de remarques révélatrices, notant ici sa compétence de thérapeute (« cette capacité que j'ai de faciliter un changement, de libérer les gens pour leur permettre d'évoluer », p. 88 ; « j'ai un talent particulier pour rendre autrui psychologiquement libre », p. 6), évaluant ailleurs la dimension positive de sa personnalité (« je me perçois comme essentiellement optimiste dans ma manière de considérer la vie », p. 5), renforçant enfin, par anticipation, la théorie de Bandura en soulignant l'importance, dans la construction de son auto-efficacité, du feedback authentique en provenance de personnes respectées : « Je suis très sensible à tout jugement émanant d'une autorité que je tiens pour compétente » (p. 81). On notera d'ailleurs ici une nouvelle convergence entre les vues de Rogers et les conceptions sociocognitives à propos des conditions d'efficacité du feedback. Le feedback rogérien, informatif et authentique, satisfait en effet aux conditions de la théorie de l'autodétermination de Deci et Ryan (2000), qui soulignent qu'un feedback, pour contribuer à la motivation du sujet, doit être « non-contrôlant », c'est-à-dire porter sur les aspects factuels et objectifs de l'évaluation, en excluant tout jugement sur la personne elle-même.

Rogers construira une formalisation psychologique de l'auto-efficacité avant l'heure lors de son discours de présidence de l'Association Américaine de Psychologie en 1947, intitulé « la position clef de l'image de soi dans la détermination du comportement » (p. 59). On retrouve aisément dans cette formule datant d'il y a plus d'un demi-siècle, avec les termes d'image de soi et de détermination, les racines de la théorie sociocognitive de l'autodirection... De façon prémonitoire, il pressent d'ailleurs, à l'heure de rédiger son *Autobiographie* (1967), « toute la fécondité de la théorie du Soi » (p. 82).

En définitive, son bilan « de l'indépendance » traduit une heureuse combinaison de doute stratégique et de confiance psychique (p. 80), et ce malgré quelques concessions au rôle joué, à plusieurs reprises, par la chance (p. 91) dans la réussite de sa carrière. Comme en guise de synthèse, dans les toutes dernières lignes, il nous abandonnera sa vérité en quelques mots : « Fondamentalement, je crois en moi » (p. 92).

Rogers, facilitateur de l'apprentissage autodirigé

L'autodirection, à travers ses trois facettes (auto-efficacité, autodétermination et autorégulation) est donc au cœur de la théorie émergente du Soi chez Rogers, qui apparaît ainsi infiniment plus, au terme de cette brève analyse, comme un pionnier de l'apprentissage autodirigé que comme le champion de la non-directivité que l'on a fabriqué en France. Ce déplacement conceptuel, s'il met en lumière l'importance d'une théorie du Soi en devenir, et laisse dans l'ombre l' « artefact » de la non-directivité, ne nous dispense pas de rechercher, chez Rogers, les fondements d'une théorisation pédagogique de l'intervention, que l'on pourra reconstruire autour de la notion de *facilitation.* C'est en effet elle qui nous semble le mieux résumer l'essence de la posture pédagogique rogérienne. Une étude plus fouillée en ce sens des écrits de Rogers amènerait certainement à confirmer les réserves, voire les objections rogériennes à l'approche « non directive », et à ériger en lieu et place de l'édifice illégitime artificiellement construit en son nom autour de cette notion, une construction conceptuelle et opératoire de la notion de facilitation.

La facilitation est sans doute à la fois faite de confiance au plan affectif, de communication didactique au plan cognitif et d'encouragement au plan conatif (ou motivationnel). Faciliter, c'est donc faire œuvre à la fois de compagnon, de didacticien et de coach, selon des équations variables et ajustées au cheminement de l'apprenant. C'est adopter une posture qui, bien que fondamentalement non autoritaire, parce que d'aide plus que de contrainte, se réserve néanmoins des marges de directivité, en fonction des besoins du « client ». Directivité réservée, certes, sans doute à la mesure de la « ruse » de Meirieu[42], mais directivité affirmée quand les impératifs techniques, scientifiques ou éthiques de la situation de formation imposent le rappel du cadre

42 Par exemple « Le paradoxe de l'apprentissage », in J.C. Ruano-Borbalan (2001), *Éduquer et former* (pp. 139-143).

pédagogique ou scientifique du projet entrepris par l'apprenant, ou appellent une prise de position de la part du conseiller. Et c'est ici qu'apparaissent en pleine clarté à la fois le génie rogérien, peut-être ses limites, et en tout état de cause son incompatibilité avec une posture de simple reformulation, neutre et bienveillante : on ne peut faciliter qu'un cheminement *autodirigé*, c'est-à-dire à la fois autodéterminé et doté de moyens d'autorégulation. Alors, la posture rogérienne authentique, telle qu'elle transparaît sous ses différentes facettes à travers ses écrits, pourra donner le meilleur d'elle-même, non seulement à travers empathie, authenticité et acceptation positive inconditionnelle, mais également par le biais de pratiques rogériennes moins connues (parce que moins originales), mais essentielles à la facilitation de l'apprentissage autodirigé, individuel ou collectif. Travail en petits groupes, contrat pédagogique, gestion des ressources, visites et explorations autodirigées sont certaines des rubriques d'une pédagogie de l'apprentissage autodirigé qui pourront se révéler en parfaite congruence avec la philosophie pratique de la facilitation qui traverse l'œuvre de Rogers.

Les implications d'une relecture de la posture pédagogique de Rogers à la lumière de la thèse soutenue ici sont nombreuses. Parler de facilitation de l'autodirection, et non de « pédagogie non directive », c'est admettre qu'en matière de formation, toute pédagogie est contingente, parce que corrélée aux dimensions individuelles du rapport au savoir. C'est donc reconnaître que le degré de directivité de l'enseignant doit s'établir en fonction du niveau d'autodirection de l'apprenant. C'est considérer la gestion des ressources humaines et matérielles, y compris technologiques, comme un paramètre de la facilitation. C'est concevoir le niveau d'intervention du pédagogue en fonction du degré de maîtrise du contenu par l'apprenant, parce que l'autodirection se construit, et que dans cette construction, le facilitateur a un rôle actif, parfois même directif, à jouer. C'est enfin adopter avec Rogers et Dumazedier, un changement de focale pour observer le fait d'éducation, en reconnaissant qu'au cœur de la transaction pédagogique, la dynamique du sujet social apprenant est déterminante.

Références

Bandura, A. (1997). *Self-efficacy - The exercise of control.* New York : Freeman.

Carré, P. (2003). La double dimension de l'apprentissage autodirigé. *Revue canadienne pour l'étude de l'éducation des adultes.*

Deci, E. & Ryan, R. (2000). What is the self in self-directed learning ? In G. Straka (Ed.), *Conceptions of self-directed learning* (pp. 75-92). Münster : Waxmann.

Long, H. (1991). Challenges in the study and practice of self-directed learning. In H. Long & Assoc., *Self directed learning : consensus and conflict* (pp. 11-28). Norman, Ok. : University of Oklahoma.

Marc, E. (2000). Carl Rogers, l'inventeur de la non-directivité. *Sciences Humaines, 101*, janvier, 42-45.

Peretti, A. de (1969). *Les contradictions de la culture et de la pédagogie.* Paris : Épi.

Peretti, A. de (1997). *Présence de Carl Rogers.* Toulouse : Erès.

Rogers, C. (1972). *Liberté pour apprendre.* Paris : Dunod, trad. Le Bon.

Rogers, C. & Freiberg, H.J. (1994). *Freedom to learn* (3rd Ed.). New York, NY : Macmillan (1st ed. 1969).

Rogers, C. (1995). *On becoming a person.* Boston : Houghton Mifflin (1st ed. 1961).

Zimmerman, B. (2002). Efficacité perçue et autorégulation des apprentissages durant les études : une vision cyclique. In P. Carré & A. Moisan, *La formation autodirigée* (pp. 69-88). Paris : L'Harmattan.

Table des matières

639676 - Février 2016
Achevé d'imprimer par

1livre.com
du rêve à la réalité !

Made in United States
North Haven, CT
10 November 2026

22084518R10137